DOCUMENTS DIVERS

SUR

L'HISTOIRE DE NARBONNE

ET DE SES HOSPICES

PAR

M. HIPPOLYTE FAURE

ADMINISTRATEUR HONORAIRE

DEUXIÈME ÉDITION

NARBONNE

IMPRIMERIE F. CAILLARD, RUE CORNEILLE, 2

1897

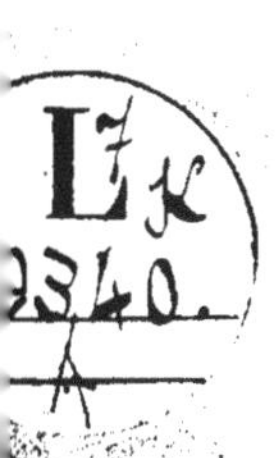

DOCUMENTS DIVERS

SUR

L'HISTOIRE DE NARBONNE

ET DE SES HOSPICES

DOCUMENTS DIVERS

SUR

L'HISTOIRE DE NARBONNE

ET DE SES HOSPICES

PAR

M. HIPPOLYTE FAURE

ADMINISTRATEUR HONORAIRE

DEUXIÈME ÉDITION

NARBONNE

IMPRIMERIE F. CAILLARD, RUE CORNEILLE, 2

1897

DOCUMENTS DIVERS

SUR

L'HISTOIRE DE NARBONNE

ET DE SES HOSPICES

Documents relatifs à la création d'un office héréditaire de changeur de monnaies à Narbonne.

H. 1. — Édit de Louis XIV sur l'administration des monnaies. Suppression de divers offices. Création de charges nouvelles. Date: Versailles, au mois de juin 1696.

Par cet édit, trois cents offices héréditaires de changeur de monnaies furent créés en France. Un de ces offices, attribué à la ville de Narbonne, appartint d'abord à M. Theule et ensuite à M. Maleterre.

H. 2. — Tarif établi en 1693 pour l'usage des changeurs, avec un arrêt de la Cour des monnaies, défendant à toutes personnes de faire des opérations de change sans avoir obtenu des lettres du roi, dûment vérifiées *par la Cour ou par les officiers des monnaies,* et sans avoir prêté le serment requis. Les contrevenants *seraient traités comme billonneurs, suivant la rigueur des ordonnances.*

Date du tarif : 14 décembre 1693.

Date de l'arrêt de la cour des monnaies : 2 novembre 1701.

H. 3. — Office héréditaire de changeur des monnaies à Narbonne. M. Marc Theule est pourvu de cet office. — Brevet délivré au nom du roi, le 17 août 1704.

M. Marc Theule était conseiller du roi et receveur des tailles du diocèse de Narbonne. Il avait épousé Mlle Cécile Tapié.

H. 4. — *Enquête de vie, mœurs et religion catholique de Marc Theule, poursuivant le registre, réception et serment de l'office de changeur des monnaies.* — Au nombre des documents relatifs à cette enquête, se trouve une pièce en parchemin constatant que les lettres de provision, délivrées à **M. Marc Theule** pour la place de changeur, furent enregistrées à Narbonne, le 14 août

1704, par Guillaume Revel, *conseiller du roi, juge royal, lieutenant criminel en chef en ses ville, viguerie et vicomté de Narbonne, juge-garde de la monnaie en la province et département de ladite ville.*

H. 5. — Pièces relatives à l'office de changeur: 1º copie des lettres de provision, délivrées à **M. Marc Theule**; 2º copie des quittances de divers droits que M. Marc Theule eut à payer pour son office de changeur.

H. 6. — Quittance de cent livres délivrée à **M. Marc Theule**. — Cette quittance constate le payement d'un droit de *deux sous pour livre,* prélevé sur la somme de mille livres, que le titulaire avait eu à payer pour l'office de changeur des monnaies.

L'usage de percevoir des sous additionnels était très répandu à cette époque. C'était un expédient financier, un raffinement fiscal, très goûté par les contrôleurs généraux des finances. Il y avait des *sous*, des *deux sous*, des *quatre sous,* des *six sous* et des *huit sous pour livre.* Les taxes principales restaient les mêmes; mais les sous additionnels en modifiaient profondément le produit. Un des plus singuliers et des plus étranges résultats de cet usage fiscal, c'était le *sou pour lettre,* perçu dans les provinces par les directeurs des postes. Les traitements accordés par la régie étant très faibles,

les directeurs prélevaient, pour leur rétribution person-
nelle, un sou en sus de la taxe de chaque lettre ! L'usage
n'existait pas à Paris ; mais il était toléré dans les
provinces, et grevait le commerce d'une charge assez
lourde. Des calculs faits par l'administration centrale
des postes ont démontré que cette perception, opérée
sur un chiffre moyen de trente millions de lettres circu-
lant dans les provinces, donnait un produit de quinze
cent mille livres ! Si des calculs analogues étaient faits
pour les anciens *sous* des *vingtièmes*, de la *capitation*,
des *dixièmes*, des *droits domaniaux*, du *contrôle*, des
greffes, des *droits réservés*, etc., on arriverait à un
résultat qui montrerait, dans les sous additionnels du
temps passé, les remarquables prédécesseurs des décimes
et des surtaxes de nos jours.

H. 7. — Quittance délivrée à **M. Marc Theule**, pour
le droit de marc d'or de l'office de changeur. Taux du
droit payé : 3 livres 4 sous. — Le droit de marc d'or,
prélevé à l'occasion des mutations de charges, était
prélevé aussi pour l'expédition des brevets, et en général
pour tous les actes sur lesquels devait être apposé le
sceau de la chancellerie. Recouvré par un trésorier
spécial, il produisait, en 1785, près de deux millions
de livres.

H. 8. — Mort de **M. Marc Theule** (26 mai 1716). Sa veuve est instituée héritière universelle, par testament du 16 mai 1715. — Avec le testament, nous avons classé une pièce constatant que M. Marc Theule fut enterré, suivant son désir, dans l'église des Trinitaires.

H. 9. — Procuration *ad resignandum* donnée par Madame veuve Theule à **M.** Antoine Maleterre. Par cette procuration, **M.** Maleterre est chargé de résigner, au nom de Madame veuve Theule, l'office héréditaire dont elle se trouvait pourvue comme héritière bénéficiaire de son mari, à condition toutefois que cet office sera donné à **M.** Maleterre, et que les lettres de provision lui seront délivrées.

Date: 12 mars 1718.

H. 10. — **M.** Antoine Maleterre est pourvu de l'office héréditaire de changeur des monnaies à Narbonne, qui avait précédemment appartenu à **M.** Marc Theule. Lettres de provision délivrées au nom du roi, et pièces s'y rattachant.

Signature: *Aubourg.* — Date du brevet: 14 avril 1718.

Avec cette pièce, se trouvent attachées deux quittances, savoir: 1o quittance de 1,000 livres, délivrée en 1704, à **M.** Marc Theule, *pour la finance de l'office de*

changeur ordonné être établi en la ville de Narbonne ;
2° quittance des droits de marc d'or et de droits divers
qu'eut à payer M. Maleterre pour l'office de changeur
(68 livres 15 sous et 89 livres 11 sous).

H. 11. — Arrêt de la Cour des monnaies de Lyon,
pour M. Antoine Maleterre, *changeur en titre de la
ville de Narbonne, contre le sieur Escaich, changeur
par commission,* avec deux pièces relatives au même
arrêt. Il est défendu à Escaich de continuer les opérations de change, sous peine d'être traité comme billon-
neur.

Date : Lyon, 13 mai 1710.

Cet arrêt était conforme à l'édit de Louis XIV (1696),
qui, en créant trois cents offices de changeur, avait
révoqué d'une manière formelle toutes les *commissions*
précédemment délivrées (1).

H. 12. — Acte de ratification des conventions faites

---

(1) Extrait de l'édit : « Nous avons révoqué et revoquons toutes les
Commissions cy-devant délivrées pour la fonction de Changeur, tant par les
Officiers de Monoyes, que par les commis à la régie desdites Monoyes ; et au
lieu et place des commissionnaires, Nous avons créé et érigé, créons et
érigeons en Titre d'Office formé et héréditaire, le nombre de trois cents
Changeurs, pour estre distribués dans les principales villes de nostre royaume,
suivant le rôle qui en sera arresté en nostre Conseil royal des finances. »
(Édit de Louis XIV, article XVIII).

entre **Madame veuve Theule** et **M. Maleterre,** pour la vente de l'office de changeur des monnaies.

Date: 2 février 1724.

Il résulte de cette pièce, que l'office de changeur avait été vendu à **M. Maleterre,** pour une somme de douze mille livres.

H. 13. — Permission donnée, par l'intendant de la province de Languedoc, à **M. Maleterre,** *négociant de la ville de Narbonne, de garder en sa possession, pour son usage et celui de son commerce, jusqu'à concurrence de la somme de* QUATRE MILLE LIVRES *en espèces d'or et d'argent ayant cours.* — Date: Montpellier, 8 mai 1720.

Signature: *de Bernage.*

Par arrêt du Conseil du **27** février **1720,** le roi avait fixé à 500 livres les sommes en espèces que *chaque personne ou communauté séculière ou régulière* pouvait garder en sa possession. Pour garder de plus grandes sommes, il fallait à Paris une permission par écrit du contrôleur général des finances. Dans les provinces, il fallait une permission de l'Intendant. C'est pour se conformer aux dispositions de l'arrêt du Conseil, que M. de Bernage, intendant, délivra à M. Maleterre la permission inscrite sous ce numéro.

H. 14. — Conventions faites entre **M. Maleterre** et **M. Escaich**, pour le change. M. Maleterre consent à ce que **M. Escaich** exerce seul les fonctions de changeur, moyennant une rétribution égale à la moitié des profits. Escaich s'engage à payer à **M. Maleterre** *la moitié du produit des quatre deniers pour livre attribués au changeur,* déduction faite de tous les frais, et à rendre compte, en produisant son *registre-journal.*

Date: 2 février 1724.

H. 15. — Quittances de divers droits que **M. Male-**terre eut à payer, en 1749 et en 1759, comme titulaire de l'office de changeur des monnaies à Narbonne. Les quittances sont délivrées par le *trésorier général des revenus casuels.*

Le canal des deux mers, le canal de la Robine, et le canal de Jonction. Lutte de la ville de Narbonne avec Béziers, Agde, Cette et les propriétaires du canal des deux mers.

Documents relatifs au canal des deux mers, au canal de la Robine et au canal de Jonction. Papiers ayant appartenu à **M. Maleterre.**

Les principales pièces de cette liasse se rattachent à
une mission que **M.** Maleterre eut à remplir, en 1738,
au moment où Narbonne se trouvait en dissentiment
avec les villes voisines et avec les propriétaires du canal
des deux mers. Cette mission, relative aux travaux du
canal de Jonction, fut confiée à **M.** Maleterre et à quel-
ques-uns de ses compatriotes, après des évènements et
dans des circonstances qu'il est utile de rappeler.

Les devis du canal de Jonction, ainsi que le constate
une lettre écrite par J.-B. Colbert, marquis de Seignelay,
ministre de la marine, fils du contrôleur général des
finances, avaient été demandés à **M.** Niquet, en 1686.
Ils furent exécutés avec promptitude. Ces devis, dressés
avec soin, concernaient tous les travaux à faire, depuis
Narbonne jusqu'au canal des deux mers. Entre la ville
et la rivière d'Aude, il fallait remplacer le canal défec-
tueux du quatorzième siècle qui ne pouvait suffire aux
besoins nouveaux. Entre la rivière d'Aude et le canal
des deux mers, il fallait construire un canal entièrement
neuf. C'est à ce double travail, dont **M.** de Montégu
avait fait les plans, que s'appliquaient les devis de
M. Niquet. Entrepris à Narbonne et poursuivis avec
vigueur, les travaux furent poussés rapidement jusqu'à
la limite de la rivière d'Aude. Mais suspendus, en 1689,
faute de ressources, ils restèrent dans le même état

durant un très grand nombre d'années. En 1724, un
député spécial, M. de Lescure, fut envoyé à Paris. Bien
que le conseil général politique, en désignant M. de Lescure, eût choisi l'époque où la présence de l'archevêque
de Narbonne dans la capitale pouvait faciliter les
démarches (1), la question avança peu. Treize ans plus
tard, en 1737, lorsque la ville, en proie aux plus vives
souffrances, désirait ardemment et demandait avec insis-
tance que l'on reprît les travaux, des oppositions surgi-
rent de toutes parts. Béziers, Agde, Cette et les propriétaires du canal des deux mers réclamèrent avec vivacité.
A les entendre, les intérêts du commerce étaient com-
promis si Narbonne et La Nouvelle étaient réunis au
grand canal. La navigation serait perdue, parce que l'eau
ne pourrait suffire à deux services de transport, l'un
sur Béziers, l'autre sur Narbonne. Les propriétaires du
canal des deux mers insistaient surtout sur ce dernier
point, qui leur faisait considérer le canal de Jonction
comme impossible. Au fond Béziers, Agde et Cette
craignaient de voir le mouvement commercial changer
de voie pour se porter sur La Nouvelle et sur Narbonne;
de là leurs plaintes. Les propriétaires du grand canal
craignaient de voir se réduire leurs profits si une partie

---

(1) Délibération du Conseil général de Narbonne (19 mars 1724).

de la circulation intérieure et du transit se portait, d'un canal qui était leur propriété, à un canal qui appartenait à autrui ; de là leur opposition. Cette opposition et ces plaintes avaient pour mobile l'intérêt privé. Il est consolant de voir, et nous sommes heureux de constater, que les réclamations de Narbonne étaient d'une nature bien différente. En demandant l'exécution d'un canal destiné à faciliter le transport, à activer la production, et à seconder le mouvement de la richesse publique, Narbonne satisfaisait à un intérêt général de premier ordre. Elle servait à la fois la province, l'État, et montrait, par la nature des réclamations, par la persévérance et l'opportunité des démarches, qu'elle savait allier l'urbanité du langage aux aspirations généreuses du patriotisme.

Au milieu de ce conflit, une vérification d'experts fut ordonnée. Une enquête locale fut ouverte sous la présidence de M. Thierry, ingénieur en chef de Perpignan. Diverses villes de la ligne envoyèrent des députations. M. de Bonrepos, procureur général à Toulouse, représenta les propriétaires du canal des deux mers. M. de Clapiez, syndic général, représenta la province. Enfin, le conseil général de Narbonne, réuni le 26 octobre 1738, nomma pour représenter la ville M. François Devilla, premier consul, M. Maleterre, syndic, et M. Henri de

Rouch, intendant des Gabelles. M. Gept, de la même
ville, représenta le corps des marchands.

C'est à cette enquête que se rattachent les principales
pièces de cette liasse. On y trouve en effet :

1o Un résumé des conférences tenues devant
M. Thierry, depuis le 27 octobre 1738, jusqu'au 3 décembre de la même année ;

2o Un plan de la rivière de Cesse, dressé en 1727 ;

3o Un mémoire écrit, en 1725, par M. Rey, avocat ;

4o Un billet par lequel M. de Bonrepos, s'excusant
de ne pouvoir se rendre d'assez bonne heure sur la
chaussée de Cesse, envoie M. de Marles pour le remplacer ;

5o Un sondage du port de La Nouvelle, en 1736 ;

6o Un nivellement comparé des eaux du canal et des
eaux de la rivière d'Aude, par M. Barthez.

En examinant ces pièces aujourd'hui, après l'exécution d'un canal qui excitait alors tant de passions et de
sentiments jaloux, on ne peut s'empêcher de s'étonner
des obstacles soulevés à cette époque pour empêcher
un projet si utile. On s'étonne bien davantage lorsque,
laissant ces pièces pour recourir à des documents moins
anciens, on reconnaît que les arguments de l'intérêt
privé eurent un plein succès, et qu'il fallut quarante

ans encore, pour que le malaise dont Narbonne souffrait déjà, depuis soixante ans, fût atténué.

Après la décision désastreuse qui avait privé Narbonne du passage du grand canal, il fallut un siècle de réclamations et d'efforts pour obtenir une réparation partielle!

La justice, nous devons le dire à la louange de notre temps, est aujourd'hui plus prompte et plus sûre. Le chemin de fer de Narbonne en est une preuve éclatante. Dans cette question, comme dans celle du canal, on avait voulu éviter la ville. Un projet complet, soumis au ministère des travaux publics, tendait à faire passer la voie de fer à Carcassonne et à Béziers, en laissant Narbonne à une distance de six kilomètres. Il a suffi que les réclamations des habitants fussent justes pour que l'ardeur d'une Compagnie, sa puissance financière et son crédit politique fussent mis en défaut. Au mois d'octobre 1853, peu de temps après le dépôt du plan au ministère des travaux publics, le Ministre, dans un document qui fut mis sous nos yeux avant d'être envoyé à la Compagnie, prononça le rejet définitif du tracé proposé, et décida la question en faveur de la ville. Si Narbonne se fût trouvée en présence des lenteurs qui caractérisèrent tous les actes des pouvoirs publics dans la question du canal de Jonction, l'affaire du chemin de fer, qui a été résolue de nos jours en quelques mois, aurait eu une période de cent années à traverser. Dieu sait quelle eût été la solution !

Les prises d'eau de la rivière d'Aude. Droits de la ville de Narbonne dans cette question.

Ordonnance du bureau des finances et chambre du domaine de la généralité de Montpellier enjoignant à tous ceux qui ont fait des saignées dans la rivière d'Aude, établi des bateaux ou construit des moulins sur ses bords, d'apporter, dans le délai d'un mois, les baux à cens, à rentes ou autres titres en vertu desquels ils jouissent de ces droits.

Cette ordonnance, datée de Montpellier le 23 janvier 1782, est rendue par *les Présidents, Trésoriers, Grands-Voyers de France, Généraux des finances, Intendants des domaines de la Généralité de Montpellier et des Gabelles de Languedoc, Chevaliers, Conseillers du Roi.*

Sur le *verso* de l'ordonnance, il est constaté que cette pièce fut déposée à Narbonne, le 23 mars 1782, au domicile de **M. Lassere**, administrateur et syndic des hôpitaux.

Bien que le titre de la pièce indique la rivière d'Aude, il résulte du texte même, et surtout d'un rapport du syndic général de la province, que l'ordonnance du bureau des finances s'appliquait particulièrement au canal dérivé de la rivière, et non à la rivière même. C'est donc comme propriétaires de terres situées sur le canal que les hôpitaux reçurent un exemplaire de l'ordonnance. Un grand nombre d'autres exemplaires, répandus en même temps dans la ville, y excitèrent un émoi profond et vif, mais de peu de durée. Il fut bientôt reconnu que l'ordonnance du bureau des finances, blessante dans la forme et injuste au fond, méconnaissait les droits les mieux établis, portait atteinte aux pouvoirs souverains qui les avaient sanctionnés, et violait les lois mêmes qu'elle invoquait. Un examen attentif des titres qui consacraient les droits de Narbonne et la constatation nouvelle de ces droits par le conseil du roi, dissipèrent toutes les inquiétudes.

Les droits de Narbonne sont, en effet, établis avec tant de clarté et d'évidence dans des actes authentiques, que tout doute sur leur validité et sur leur force devient impossible. Quelques mots suffiront pour en convaincre et pour expliquer comment l'émotion excitée par l'ordon-

nance du bureau des finances, si vive et si intense à
l'origine, se calma si vite.

Le canal de Narbonne, personne ne l'ignore, appartenait autrefois à la ville. Dérivé de l'Aude, dont les
eaux abondantes pouvaient suffire à tous les besoins, il
facilitait à la fois la navigation, l'arrosage des terres et
l'industrie des moulins. Pour compléter les services
qu'il était appelé à rendre, il ne manquait à ce canal
qu'une chose: sa jonction avec le canal des deux mers.
La ville essaya d'opérer cette jonction; elle commença
l'œuvre, ainsi que nous l'avons déjà noté; mais, entravée
de toutes manières durant un demi-siècle, elle se vit
forcée d'y renoncer et de céder son canal à la province.
Le moment fut pénible. La décision fut prise à regret.
Toutefois, la ville s'y résigna avec courage, et sut sortir
d'une situation délicate avec honneur. En opérant la
cession de son canal; en cédant des droits considérables, elle fit des réserves formelles, pour conserver à
l'agriculture une irrigation bienfaisante qui attestait
l'aptitude des habitants pour les travaux utiles, témoi-
gnait au plus haut degré de leur intelligence et faisait
leur gloire. Ce n'était pas, en effet, un spectacle ordinaire que de voir sur le sol d'une province un canal
construit de main d'homme, servant à la fois à la navigation et à l'arrosage, dans un moment où la France,

si brillante dans sa capitale et à Versailles, offrait encore dans ses campagnes désolées, le tableau si triste décrit par Vauban. Justement fière du système d'irrigation qu'elle avait établi de si bonne heure, Narbonne voulut donc, en cédant le canal, conserver la situation agricole qu'elle avait créée par son génie. Elle voulut transmettre aux générations futures un gage de prospérité, et compenser par la certitude d'un heureux avenir la décision délicate qu'elle allait prendre.

Dans un louable esprit de prévision et de prudence, Narbonne ne se borna pas à garantir les droits existants pour les moulins de la ville et du Gua, pour l'abreuvage des bestiaux et pour l'arrosage des terres. Prévoyant les progrès de l'industrie et des cultures, elle ne se borna pas à garantir *tous les droits et facultés dont jouissaient les habitants et riverains de la rivière d'Aude;* elle voulut, en ce qui concerne les moulins, réserver *le droit qu'avait la ville d'en construire à l'écluse de Raonel et à toutes autres où il n'y en a point;* et, en ce qui concerne les prises d'eau, *attendu la suffisance des eaux de la rivière d'Aude,* elle voulut que l'on pût en accorder *un plus grand nombre si le besoin l'exigeait (Délibération du 11 février 1776).* Tels furent les droits que se réserva la ville, dans une délibération remarquable, qui honore ses magistrats, son conseil politique ordinaire et les membres du conseil renforcé, convoqués pour la circonstance (1). Tels furent les droits qui reçurent des pouvoirs publics la consécration la plus éclatante.

Peu de mois après le jour où la délibération de Narbonne était inscrite sur les registres de la maison consulaire, le roi en son conseil approuvait les actes relatifs à la cession du canal, *en tout leur contenu,* SOUS LES RÉSERVES ÉNONCÉES DANS LA DÉLIBÉRATION DU 11 FÉVRIER 1776 ; et, le même jour, des lettres patentes émanées directement de Louis XVI et signées de sa main, consacraient les mêmes droits, dans le passage suivant :

« Voulant expliquer nos intentions sur les objets ci-dessus, à ces causes et autres à ce nous mouvant,

---

(1) La délibération du 11 février 1776 est signée par les personnes dont les noms suivent ; de Girard, maire ; Falguière, consul ; Guillaumat, consul ; Roqueyrol, consul ; Rivière, consul ; Tapié, procureur du roi ; Mengau, Gept de Villesèque, le chevalier de Viguier, d'Auderic de Lastours, Angles, Léonnard, d'Exéa, Revial, de Rouch, Robert de Belvèze, Tapié, officier ; Domergue, Berre, Conil, Viard, Gillabert, Pascal, Brel, Castan, Barthez, Ferrier, Dureau, Landes, Pailhez, Antoine Bouisset cadet, Durivage, Laforgue, Azeau, Sabatier, Benausse père, Cathalan, Fajon, Gaches, B. Champolion, Curet aîné, Martin, Peyrottes, Alibert, Bernardet, Graniés, Lagarde, secrétaire-greffier. — Toutes ces personnes ont signé comme faisant partie du conseil politique ordinaire ; à l'exception de MM. Mengau, Gept de Villesèque, de Viguier, d'Auderic de Lastours, Tapié, officier ; d'Exéa, Revial, Léonnard, Angles, Berre, Robert de Belvèze, Gillabert, Conil, Brel, Domergue, Pascal et Viard, qui ont signé comme membres du conseil politique renforcé.

de l'avis de notre conseil et de notre certaine science, pleine puissance et autorité royale, nous avons autorisé et homologué, et par ces présentes signées de notre main, autorisons et homologuons, tant lesdites délibérations de la ville de Narbonne et des États de Languedoc, que l'accord passé en vertu d'icelles entre le syndic général de ladite province et les sieurs propriétaires du canal de jonction des mers, POUR ÊTRE EXÉCUTÉS EN TOUT LEUR CONTENU..; *approuvons en conséquence la cession faite par la ville de Narbonne à notre dite province de tous ces droits sur la construction de ladite branche de jonction et de sa propriété sur la Robine, et autres parties déjà faites,* SOUS LES RÉSERVATIONS ÉNONCÉES DANS SA DÉLIBÉRATION DU 11 FÉVRIER 1776 » (1).

Les réserves de Narbonne pour les prises d'eau, énumérées dans la délibération du 11 février 1776, étaient donc ratifiées à la fois par le conseil et par le roi. En présence de ces faits; en présence de ces droits, qui recevaient de l'autorité du conseil et de la sanction royale une si grande force, quelle valeur pouvait avoir

------

(1) Lettres patentes de Louis XVI, données à Versailles, le 18 novembre 1776. L'enregistrement de ces lettres patentes, par le parlement de Toulouse, eut lieu le 18 février 1777.

l'ordonnance du bureau des finances de Montpellier?
aucune. Elle devait tomber sous le ridicule et sous le
mépris. C'est ce qui arriva; et c'est ce qui calma si
vite l'émotion que cette affaire avait fait naître dans les
esprits.

Nous ne connaissons pas de réfutation plus écrasante
et plus empreinte de mépris que celle dont se trouve
précédé l'arrêt du Conseil annulant et cassant l'ordonnance du bureau des finances de Montpellier sur les
prises d'eau. En lisant cette réfutation, le magistrat peu
instruit ou malhabile, qui avait fait rendre cette ordonnance par le bureau des finances, dut assurément
regretter sa tentative, car il se vit accuser en plein
conseil d'ignorer les faits les plus élémentaires, de mal
appliquer les lois, de méconnaître les droits de la propriété privée, et de porter atteinte à l'autorité royale.
Un seul de ces griefs eût été grave pour un magistrat et
pour un bureau de finances. La réunion de ces griefs
fut accablante. Le faisceau de preuves, qui servit de
base à la décision du Conseil, restera comme une constatation explicite des droits de la ville et comme une
sanction nouvelle de ces droits.

Il ne saurait entrer dans notre cadre d'exposer les
arguments que contient le préambule ou rapport placé
en tête de l'arrêt du Conseil. Nous nous bornerons à

en citer une phrase, pour montrer le caractère net et ferme de ce document :

« Tous les vices les plus propres à opérer la destruction d'un jugement se rencontrent dans l'ordonnance du bureau des finances de Montpellier; *cette ordonnance doit donc être* ANÉANTIE. »

Tel fut le sort de l'ordonnance sur les prises d'eau. Elle fut cassée, annulée par le conseil du roi, qui défendit au bureau des finances *d'en rendre de semblables à l'avenir* (1).

La défense proclamée en 1782 par le Conseil subsiste encore aujourd'hui; les actes qui consacrent les droits de Narbonne subsistent. Ces droits seront donc respectés; tout acte tendant à y porter atteinte sera annulé. Si une décision intempestive, analogue à celle du bureau des finances de Montpellier, tendait à méconnaître, dans l'avenir, les droits de Narbonne; si une atteinte quelconque mettait en péril des principes qui sont placés sous la sauvegarde des lois et sous la protection de la puissance publique, les enseignements du passé ne

---

(1) *Oui le rapport ; le Roi étant en son conseil, a cassé et annulé, casse et annule ladite ordonnance du bureau des finances de Montpellier, du 23 janvier dernier, ainsi que tout ce qui s'en est ensuivi ou aurait pu s'ensuivre, faisant défenses à son procureur audit bureau d'en poursuivre et audit bureau* D'EN RENDRE DE SEMBLABLES A L'AVENIR... (Extrait de l'arrêt du Conseil rendu à Versailles le 2 août 1782).

seraient pas perdus. *Respect des droits, anéantissement des actes qui tendraient à les violer* : telle serait la devise des magistrats chargés de les défendre et des pouvoirs publics chargés de les maintenir.

Indication d'un Mémoire de M. Carvallo, ingénieur en chef du chemin de fer de Bordeaux à Cette (5me section).

En réponse au Mémoire de l'ingénieur en chef, qui voulait faire passer le chemin de fer à six kilomètres de Narbonne, nous adressâmes, le 15 septembre 1853, au Ministre des Travaux Publics un Mémoire, dont nous reproduisons les passages suivants :

Quels sont les motifs qui, d'après l'auteur du Mémoire, rendent le tracé de Montredon inadmissible ?

La discussion de M. Carvallo à ce sujet roule sur trois points principaux : 1o l'évaluation des terrains ; 2o l'obstacle créé par la pente de cinq millimètres par mètre entre Villedaigne et Narbonne ; 3o le transit. — En passant successivement en revue ces trois points, j'espère avoir peu de peine à démontrer que l'auteur du Mémoire est dans une complète erreur.

J'insiste peu sur l'évaluation des terrains, parce qu'une Commission très-éclairée, très-compétente du conseil municipal de Narbonne (1) s'occupe activement de cette question. Toutefois, je ne puis m'empêcher de faire remarquer le singulier modèle de discussion qui se produit sous la plume de M. Carvallo. S'il s'agit de considérer le terrain de Montredon au point de vue du tracé, au point de vue du profil longitudinal, c'est *une gibbosité* (page 4); ce sont *des rampes, des pentes et des contre-pentes* (même page); c'est *un torrent qui produit des dégâts considérables* (page 6); c'est *un massif dénudé* (même page). Qu'est-ce encore? c'est *la soudure de ces deux immenses soulèvements dont le relief a déterminé celui de l'Europe, les Alpes et les Pyrénées* (page 9). Il n'est pas d'aspect défavorable sous lequel l'auteur ne tienne à montrer le sol de Montredon. Voulant faire rejeter le tracé qui traverse ce terrain, M. Carvallo multiplie à dessein les obstacles et pousse la permission en ce genre jusqu'aux dernières limites. Mais s'agit-il de considérer le même terrain

---

(1) Noms des membres qui composent la Commission : M. Esquer, notaire; M. Favatier, notaire ; M. Pessieto, avocat. — Après une étude approfondie des plans cadastraux et de tous les terrains, sur la ligne de Villedaigne à Narbonne par Montredon, la Commission a nommé pour rapporteur M. Pessieto.

au point de vue du prix, c'est autre chose: il n'y a plus ni gibbosité, ni massif dénudé, ni soudure de deux soulèvements. Voulant exagérer le prix du terrain, pour effrayer une compagnie très-chatouilleuse sur cet article, l'auteur transforme tout dans son imagination riante. Je copie textuellement:

« Sur la ligne de Montredon, tout change d'aspect;
« depuis l'origine jusqu'à Narbonne, la voie est assise
« dans les vignes les mieux entretenues, dans les
« champs les mieux cultivés, dans les oliveries des
« communes de Montredon et de Narbonne. »

Voilà le tableau! En le lisant je ne regrette qu'une chose, c'est de n'y pas voir figurer le modeste ruisseau de Veyret, ce fameux *torrent* de la page 6, *qui produit des dégâts considérables* dans l'autre passage du mémoire, et qui, s'il eût été cité dans celui-ci, roulerait certainement des eaux limpides dans des prairies émaillées de fleurs.

De ce paysage embelli à une évaluation exagérée du terrain il n'y a pas loin; c'est l'affaire de quelques lignes pour l'auteur. Il me suffit, monsieur le Ministre, de vous signaler ce genre de discussion pour que les arguments de l'ingénieur en chef tombent d'eux-mêmes.

L'administration a mille moyens sûrs d'information.

Elle peut prendre avec facilité les renseignements qu'elle jugera utiles. Je ne crains pas d'affirmer que les faits suivants seront constatés :

Il y a à peine quelques oliviers, très-isolés, sur le col de Montredon; il n'y a pas d'olivette, proprement dite. Le terrain y est d'une valeur nulle; il serait offert partout à la Compagnie à des prix extrêmement bas; des propriétaires proposent de le donner pour rien; voilà ce qui est public sur toute la ligne, voilà ce qui serait constaté par une enquête, et ce que je suis forcé d'opposer aux exagérations étranges de l'auteur du Mémoire.

Les arguments mis en avant pour l'évaluation des terrains sont donc mauvais.

Les arguments employés pour les pentes sont-ils plus solides? vous allez en juger, monsieur le Ministre.

Le grand obstacle à l'exécution du tracé de Montredon, d'après l'auteur du Mémoire, c'est une pente de cinq millimètres par mètre.

Cette assertion a lieu de m'étonner. Le chemin de Versailles, rive droite, renferme une longue pente de cinq millimètres par mètre, qui commence à la station d'Asnières; je n'ai jamais vu prendre pour la franchir une locomotive supplémentaire. Très-récemment, le jour des grandes eaux de Versailles, j'ai parcouru cette ligne; le convoi très-considérable dont je faisais partie n'était entraîné que par une locomotive. Sur la ligne de Paris à Orléans, il y a près de la station d'Étampes, une pente de huit millimètres par mètre, qui n'empêche pas, je pense, la circulation sur ce chemin de fer, le plus fréquenté de France.

Je pourrais citer d'autres faits résultant d'observations personnelles; je préfère emprunter quelques exemples à des hommes qui ont fait de l'étude pratique des chemins de fer l'occupation principale de leur vie, à des hommes parfaitement connus de M. Carvallo et dont les assertions ne puissent être contestées par lui.

Je cite d'abord M. Le Masson. Cet honorable inspecteur général des ponts et chaussées a concouru, il y a quelques années, à l'élaboration d'un rapport remarquable sur le tracé du chemin de fer de Paris à Chalon-sur-Saône. Examinant le tracé proposé par l'ingénieur Courtois, M. Le Masson et ses éminents collègues, MM. Daullé, lieutenant-général, Fèvre, inspecteur général des ponts et chaussées, et comte Daru, s'expriment ainsi:

« M. Courtois a reconnu qu'avec un souterrain de
« quatre mille huit cents mètres et une pente de douze
« millimètres et demi, on pourrait franchir à ce point
« le faîte.

« UNE INCLINAISON DE DOUZE MILLIMÈTRES ET DEMI

« N'EST PAS DE NATURE A EFFRAYER. *Elle existe déjà*
« *sur le chemin de fer d'Alais, sur cinq mille mètres*
« *de longueur. Il y a bien, sur le chemin de fer de*
« *Glocester, en Angleterre,* UNE PENTE DE VINGT
« MILLIMÈTRES QUE LES MACHINES LOCOMOTIVES GRA-
« VISSENT SANS L'EMPLOI D'AUCUN REMORQUEUR A POINT
« FIXE ET D'UN TRAJET CONTINU.

« LA DIFFICULTÉ N'EST PAS LA. » (Page 141).

Dans un autre passage de ce rapport, dans un passage non moins remarquable que le premier, mais trop
étendu et trop technique pour être cité en entier, les
mêmes auteurs examinent, sur le même sujet, le plan
d'un ingénieur qui, parti du principe que l'on ne devait
pas présenter aux locomotives une pente de plus de dix
millimètres à gravir, combine son profil d'après cette
donnée. Après avoir proposé un souterrain de cinq mille
cinq cents mètres de longueur, l'ingénieur propose de
monter au faîte par une rampe de six millimètres, et
d'en descendre par une pente de dix. Que blâment dans
ce tracé les auteurs déjà cités? sont-ce les pentes? Non;
c'est le souterrain dont le prix les effraye. Si les inclinaisons étaient plus fortes et que le souterrain fût évité,
l'approbation la plus complète serait donnée à ce plan
comme à celui du précédent ingénieur; c'est ce qui
résulte clairement du passage suivant.

« Partout où de pareilles circonstances de terrain se
« sont présentées, les problèmes des tracés ont été
« résolus d'une manière simple et peu coûteuse, par
« l'adoption au moins provisoire de plans inclinés.
« *Ainsi, nous citerons, entre autres, un ralway très-*
« *fréquenté, celui d'Édimbourg à Glasgow, qui des-*
« *cend dans cette dernière ville par un plan incliné*
« *de mille neuf cents mètres de longueur, et dont la*
« *pente moyenne est de vingt-quatre millimètres; le*
« *plan incliné de Liège, qui, sur dix-huit cents*
« *mètres de longueur, a une inclinaison moyenne de*
« *trente millimètres; ceux de Hutton, de Darlington*
« *et de tant d'autres ralways*, etc., etc. » (Page 142).

On l'avouera, M. Le Masson et ses éminents collègues,
qui s'effrayent si peu de pentes de 12, de 20 millimètres, et qui préfèrent aux souterrains les plans inclinés
de 30 millimètres, ne pourront trouver un grand obstacle dans la pente de 5 millimètres du tracé de Montredon. Ils souriront avec dédain en voyant le trouble
d'un ingénieur et l'effroi d'une compagnie devant ce
travail d'enfant. Ils s'en effrayeront d'autant moins que
les pentes de 5 millimètres proposées par M. Carvallo
et par M. Blondat, pour le tracé de Montredon, sont
beaucoup moins longues que celle de l'ingénieur Courtois pour le tracé de Paris à Chalon-sur-Saône. La

pente de 5 millimètres proposée par M. Blondat avait une longueur de 3,200 mètres; celle de M. Carvallo a une longueur de 3,561ᵐ,66, tandis que celle de 12 millimètres et demi, citée avec éloges par M. Le Masson et ses collègues, atteint la longueur de 5,000 mètres. La pente de Montredon n'a donc rien d'étrange, soit sous le rapport de l'inclinaison, soit sous le rapport de la longueur: cela résulte à la fois des prescriptions de la science et de l'empire irrécusable des faits.

Après avoir cité des inspecteurs généraux, membres du Conseil des ponts et chaussées, je vais citer l'un des conseillers les plus capables de la compagnie de Bordeaux à Cette, M. Le Chatelier. L'autorité de cet ingénieur en chef ne sera pas contestée par M. Carvallo, car il sait bien que les directeurs de la Compagnie consultent M. Le Chatelier dans toutes les questions difficiles relatives aux travaux et au tracé.

Chargé, il y a peu d'années, par M. le sous-secrétaire d'État des travaux publics, d'explorer, au point de vue technique, les chemins de fer de l'Allemagne, M. Le Chatelier parcourut le grand duché de Bade, la Bavière, l'Autriche, la Prusse, etc. Au retour de son voyage, il consigna ses observations dans un travail remarquable. Voyons, d'après ce travail, ce que M. Le Chatelier pense des pentes:

« La nécessité d'introduire des pentes d'une incli-
« naison considérable, dans le tracé d'un chemin de
« fer, n'est pas un obstacle insurmontable à sa cons-
« truction... Les faits recueillis par les ingénieurs
« allemands, en Angleterre et aux États-Unis, avaient
« suffi pour les rassurer à cet égard: mais toute incer-
« titude a cessé pour eux depuis qu'ils ont sous les
« yeux l'exemple journalier du chemin de Brunswick
« à Harzburg...

« Ce chemin part de Brunswick et se développe,
« pendant une grande partie de son parcours, dans la
« plaine qui s'étend depuis le pied des montagnes du
« Harz jusqu'au littoral de la mer du Nord et de la
« mer Baltique; *son profil ne présente des inclinai-*
« *sons supérieures à 5 millimètres par mètre* QU'AUX
« ABORDS DE LA STATION. »

Deux choses sont dignes de remarque dans ce passage. La première, c'est qu'aux yeux de M. Le Chatelier
toute pente de 5 millimètres et au-dessous ne mérite
pas même d'être considérée. Au-dessus de 5 millimètres seulement, les inclinaisons comptent. La seconde
chose à remarquer, c'est que les pentes de 5 millimètres se trouvent, dans le profil de Vienenburg, *aux*
abords de la station! Ceci répond directement au passage où M. Carvallo signale comme un grand obstacle

une pente près de la station de Villedaigne et une autre pente près de la station de Narbonne.

Mais des pentes supérieures à 5 millimètres et placées aux abords de la station de Wienenburg ne sont rien, si on les compare à ce qui va suivre :

« A partir de cette station, continue M. Le Chatelier,
« le chemin gravit les premières pentes de la monta-
« gne en se tenant moyennement au niveau du sol ; *son*
« *inclinaison croît successivement jusqu'à 21 milli-*
« *mètres, 7,* limite qu'elle atteint à la station de
« Harzburg, placée à l'entrée d'une gorge profonde à
« 8 kilomètres environ du sommet du Brocken. Le
« tableau ci-joint donne la longueur et l'inclinaison
« des rampes qui se succèdent depuis Vienenburg
« jusqu'à la station de Harzburg :

« LONGUEURS INCLINAISONS
  Mètres.   Millimètres.

141,5 — 0,2	par mètre. — Station (Vienenburg).	
1234,8 — 9,7		
2073,6 — 10,0		
1141,2 — 13,0		
1562,4 — 13,1	moyenne des inclinaisons, 12 mil., 78.	
1000,6 — 17,2		
288,2 — 10,2		
529,5 — 21,7		
136,9 — 5,0	Station (Harzburg).	

TOTAL 8108,7 »

Voilà les faits cités par **M. Le Chatelier**. Un point est à noter dans ce tableau, c'est le peu de distance qui sépare la station de la première rampe de 9 millimètres, 7: on peut dire que la rampe touche presque la station, car la distance n'est que de 141 mètres. On admet généralement qu'une locomotive acquiert son maximum de vitesse sur une longueur de 1,000 à 1,200 mètres. A Wienenburg, la distance entre la station et la pente n'étant que de 141 mètres, la locomotive doit arriver au pied de la rampe de 9 millimètres sans avoir acquis toute sa force; néanmoins elle gravit avec facilité les rampes successives de 9, — 10, —13, — 17 et 21 millimètres, 7. Après avoir franchi la forte rampe de 21 millimètres, la locomotive atteint la station à l'aide d'une rampe douce de 5 millimètres, tout à fait pareille à celle de Montredon: elle arrive à la station par cette rampe, dont **M. Le Chatelier** se préoccupe si peu qu'il n'en parle même pas. Comment donc une pente de 5 millimètres, considérée à Harzburg comme une inclinaison adoucie, destinée à reposer la locomotive après l'ascension des rampes de 17 à 21 millimètres, serait-elle une cause d'extrême fatigue à Montredon, où elle est placée dans des conditions meilleures? Comment une pente de 5 millimètres placée près de la station de Villedaigne serait-elle plus difficile qu'une pente de 9 millimètres près de la station de Wienenburg?...

En dédaignant les pentes de 5 millimètres, M. Le Chatelier se tient à la hauteur de la science; il justifie complètement la vérité des paroles prononcées par vous, monsieur le Ministre, devant les délégués de Narbonne :

« Une pente de 5 millimètres, ce n'est rien! »

Ce n'est rien : vous avez dit le mot juste et sensé devant mes deux collègues et le général marquis d'Hautpoul. Dans cette circonstance, que je me plais à rappeler, vous avez tenu le langage simple et vrai du ministre compétent; et vous avez réfuté d'avance le mémoire de M. Carvallo.

L'auteur du mémoire doit bien comprendre lui-même, j'imagine, ce qu'a de faible et de peu fondé son argumentation sur la pente de 5 millimètres; aussi juge-t-il à propos d'appeler à son aide deux auxiliaires un peu inattendus. Ces auxiliaires sont le vent et la pluie. Je ne conteste nullement l'action de l'air, l'influence de l'humidité des rails comme forces de résistance à la marche des convois; mais de là à conclure que ces deux forces sont des arguments acceptables pour faire repousser le tracé de Montredon il y a un abîme. J'ajoute que M. Carvallo lui-même ne peut pas soutenir une thèse pareille et croire au succès de ses arguments.

En ce qui concerne le vent, j'emprunte un exemple au tracé même de M. Carvallo. L'auteur du Mémoire m'accordera, je pense, que le tracé de Villedaigne à Narbonne est placé dans des conditions météorologiques pareilles à celles de la section de Fontcouverte à Villedaigne. Ces deux sections font suite l'une à l'autre; elles se dirigent l'une et l'autre dans le même sens; le vent y souffle avec une intensité égale; la condition hygrométrique des rails doit y être la même. S'il en est ainsi, et l'auteur du Mémoire ne pourra le contester; s'il en est ainsi, pourquoi M. Carvallo met-il, dans le tracé de Fontcouverte à Villedaigne, *trois pentes de 5 millimètres* (1)? Le tracé de M. Blondat se dirigeait de Fontcouverte à Villedaigne sur une seule pente continue de 3 millimètres. A cette disposition si simple

(1) Extrait de la lettre de M. le ministre des travaux publics, écrite le 18 juillet 1853 :

« Le tracé proposé part de Fontcouverte..... etc.

« En profil longitudinal, ce tracé s'abaisse..... etc.

« Il comporte :

« 1° Des parties ou déclivités inférieures à 0ᵐ003 sur une longueur de 6.791ᵐ65

« 2° Des pentes de 0ᵐ003 sur une longueur de............. 8.816ᵐ85

« 3°   —   0ᵐ005, divisées en trois parties sur une longueur de... 4.126ᵐ00

TOTAL..... 19.734ᵐ50

M. Carvallo substitue des pentes de 3, de 5 millimètres; et ces dernières sont au nombre de trois, sur une longueur de 4,126 mètres. En présence de ce fait, que devient l'argument du vent appliqué au tracé de Montredon? Il tombe de lui-même, sans valeur et sans force, devant les faits, comme toutes les assertions du Mémoire.

En ce qui concerne la pluie, le même exemple pourrait suffire. J'en veux citer un plus décisif. De toutes les contrées que j'ai citées, soit de la France, soit de l'Allemagne, il n'en est pas une où la pluie ne tombe plus abondante et plus intense qu'à Narbonne; il n'en est pas une par conséquent où l'humidité des rails ne soit plus grande. Néanmoins ce n'est ni dans le nord de la France ni en Allemagne que je veux chercher mon exemple: je le prends dans le pays le plus humide et le plus brumeux de la terre, dans le comté de Lancastre, sur le chemin de fer de Liverpool à Manchester. Sous ce ciel de brumes, de pluie et d'orages, il y a un point pluvieux et brumeux par excellence; il y a un point où l'état hygrométrique des rails causerait à l'auteur du Mémoire de bien vives et bien poignantes angoisses: ce point c'est le *Rain-Hill,* dont le nom caractéristique signifie *Colline de la pluie!* Eh bien! sur le *Rain-Hill,* où passe le chemin de fer de Liverpool à Manchester; sur le *Rain-Hill,* où les rails sont plus humides qu'en aucun lieu de la terre, il y a une rampe de 11 millimètres sur une longueur de 2,400 mètres! A trois quarts d'heure du *Rain-Hill,* il y a une seconde rampe, aussi longue que la première; il y a la rampe de *Sutton,* dont l'inclinaison est encore de 11 millimètres. En présence de ces faits, que devient l'argument de la pluie appliqué au tracé de Montredon?

Ah! il y a un obstacle sérieux à la traction, un obstacle très considérable, dont M. Carvallo ne parle pas : cet obstacle c'est la neige! Voilà une cause considérable de retard. Au mois de décembre 1846, me trouvant par un temps de neige dans l'un des convois rapides qui font le service des malles-postes, je mis 5 heures pour parcourir la distance de Tours à Orléans, que l'on franchit communément en 3 heures. Le retard était énorme! Il était causé par la neige. Eh bien? toutes les contrées que j'ai citées sont couvertes de neige durant plusieurs mois de l'hiver. Malgré cet obstacle réel, persistant, les locomotives franchissent les fortes rampes de 11, de 15, de 20 millimètres! Et à Montredon, où la neige est à peu près inconnue, une rampe de 5 millimètres serait un grand obstacle? Un ingénieur en chef ne peut soutenir cela sérieusement.

L'existence de deux rampes de 11 millimètres, sur

le chemin de fer de Liverpool à Manchester, est d'autant plus remarquable qu'il eût été extrêmement facile de les éviter. En dirigeant le chemin de fer vers Varington, sur les bords de la Mersey, on était constamment en plaine; on suivait jusqu'à Manchester les vallées de la Mersey et de l'Irwell; le détour à faire ne dépassait pas trois à quatre kilomètres. La question fut soulevée et discutée au moment où le chemin de fer allait être construit. Que résulta-t-il de cet examen? Des ingénieurs expérimentés d'un talent hors ligne, les Vood, les Stephenson pensèrent que les pentes de 11 millimètres n'étaient pas un obstacle. Les rampes furent acceptées, le chemin de fer fut construit, et le *Rain-Hill* fut franchi à une vitesse de 7 à 8 lieues à l'heure. Des obstacles qui permettent des vitesses pareilles ne sont pas sérieux. Que penser après cela de la rampe de 5 millimètres du tracé de Montredon?

M. Carvallo fait précisément l'inverse de ce qui a été décidé pour le tracé de Liverpool à Manchester. Les ingénieurs de ce dernier chemin ont préféré adopter deux rampes de 11 millimètres que de faire un détour de 3 ou 4 kilomètres; M. Carvallo fait un détour de 5 kilomètres pour éviter une faible rampe de 5 millimètres. Au lieu de rapprocher les localités par la voie de fer, il les éloigne toutes; il éloigne Narbonne de

Carcassonne et de Béziers; il éloigne La Nouvelle du nord du département; il éloigne ce port des départements de la Haute-Garonne et de l'Ariège, qui, avec l'Aude et les Pyrénées-Orientales, fournissent ses principales exportations ; il éloigne Perpignan de l'arsenal militaire de Toulouse et Port-Vendres de l'arsenal maritime de Toulon ; enfin il fait subir un détour de 6 à 8 kilomètres aux marchandises qui, parties d'Italie, d'Autriche ou de Suisse, ont à se rendre par terre en Espagne. Voilà, monsieur le ministre, des conséquences bien plus graves qu'une pente de 5 millimètres à franchir.

Une autre conséquence non moins funeste en résulte. Si le projet de M. Carvallo était approuvé, Narbonne serait la seule place de guerre, en Europe, qui verrait une ligne principale de chemin de fer passer à 6 kilomètres de ses remparts. Parcourez la ligne du nord : en vous éloignant de Paris, vous verrez jusqu'à une distance de 40 lieues environ, toutes les villes placées très loin des stations; mais à mesure que vous approcherez de la frontière, à mesure que vous avancerez dans la zone de défense nationale, vous verrez le chemin de fer se rapprocher des villes et côtoyer leurs remparts : Arras, Douai, Lille, Calais sont dans ce cas. A Douai et à Lille notamment, le chemin de fer traverse deux ou trois enceintes fortifiées, pour aller au cœur même de la ville déposer les voyageurs. Il en est de même à Anvers. Si le chemin de fer ne peut entrer dans Narbonne où le terrain manque pour une gare de premier ordre, il est du moins essentiel qu'il s'en rapproche le plus possible: il y a là, monsieur le Ministre, un intérêt général de défense que je ne voudrais pas exagérer, mais qui n'en a pas moins son importance et sa portée.

L'intérêt général! L'auteur du Mémoire l'invoque aussi au profit de sa thèse: et, pour donner à son assertion une apparence plausible, il appelle sur la ligne de Bordeaux à Cette le transit de l'Orient avec le nord de l'Europe. Avant l'ouverture du canal du Languedoc, quand les conséquences éventuelles de ce grand travail étaient encore inconnues, l'argument eût été de quelque poids. Depuis que cette voie de navigation intérieure, en permettant d'éviter le détroit de Gibraltar, a ouvert au commerce de nouvelles perspectives, et en a mis au grand jour les résultats, l'argument est sans portée. M. Carvallo le reconnaît lui-même implicitement quand il dit:

« Le canal du Midi et le canal latéral portent
« *aujourd'hui* les marchandises avec infiniment moins
« de temps et moins de frais que la navigation par
« Gibraltar. » (Page 12.)

S'il en est ainsi, les navires qui passaient autrefois par Gibraltar et qui ont voulu prendre une autre direction l'ont déjà prise sans doute : ils n'ont pas eu besoin d'attendre le chemin de fer. La situation sera-t-elle bien changée après l'ouverture de la voie ferrée ? Non. Quand le chemin de fer sera construit, l'action de cette voie nouvelle à l'égard du transit de l'Orient se bornera au partage, avec le canal du Midi, de ce que le transit naturel, ordinaire, attribue intégralement aujourd'hui à la navigation intérieure. Cette action même, loin d'être libre, sera paralysée, annihilée peut-être par l'ouverture de la grande voie de fer qui, partant de Marseille, ira aboutir aux grands foyers commerciaux du nord de l'Europe.

Après l'ouverture du chemin de fer de Bordeaux à Cette, l'hypothèse de M. Carvallo se trouvera en face de ce dilemme :

Ou le commerce de l'Orient avec l'Europe septentrionale, ne reculant pas devant les frais multiples de débarquement, de transport par voie de fer et de rembarquement, prendra, sur une grande portion de son parcours, la voie de terre ; ou il ne la prendra pas.

S'il ne la prend pas, que deviennent les calculs de M. Carvallo ?

S'il la prend, s'il existe des marchandises qui puissent supporter de tels frais, le commerce choisira la voie la plus courte: pour aller de l'Orient en Belgique, en Hollande, en Angleterre, il prendra la voie parcourue aujourd'hui par la malle de l'Inde; il ira de Marseille à Calais, au Havre, à Anvers, à Amsterdam. Pour aller de l'Orient en Allemagne, en Danemark, en Suède, dans la Russie septentrionale et en Pologne, il prendra la voie qui, partant de Trieste, projette ses vastes rameaux sur Cologne, Hambourg, Stettin, Dantzick et Varsovie.

Dans les deux cas, l'hypothèse de M. Carvallo est sans base.

Vous l'avez compris, M. le Ministre, avec un sens admirable et un rare à-propos, lorsqu'un membre de la délégation narbonnaise, ayant eu l'honneur de citer devant vous cet argument de l'auteur du Mémoire, vous avez dit, en caractérisant sa faiblesse et son peu de portée:

« Le gouvernement ne se décide pas par des raisons « pareilles! »

Non; le gouvernement se décide dans l'intérêt général, et l'intérêt général est toujours avec ceux qui défendent la loi; il n'est jamais avec ceux qui l'attaquent, comme l'auteur du Mémoire.

Le Gouvernement et la Compagnie sont liés par un

contrat dont les conditions ne peuvent être éludées ; l'État a ses engagements, la Compagnie a les siens. L'État donne à la Compagnie une subvention de 35 millions pour le seul chemin de Bordeaux à Cette ; il assure un intérêt de 4 pour cent, pendant cinquante ans, avec amortissement, au même taux et pour le même temps, d'une somme de 40 millions que la Compagnie est autorisée à emprunter. L'État assure en outre à la même Compagnie la jouissance du canal latéral à la Garonne pendant 99 ans !

Ces avantages immenses, exceptionnels, l'État les garantit ; il en prodigue ouvertement les bienfaits ; au budget même de cette année, des fonds sont inscrits pour pourvoir à tout, et le canal latéral à la Garonne est déjà exploité par la Compagnie. L'État tient donc ses engagements avec exactitude, avec loyauté. Que la Compagnie tienne les siens ! Si elle s'y refuse, le premier devoir de l'État est de l'y forcer. La loi pour tous ; la loi ferme, inflexible, inviolable pour tous, voilà l'intérêt général !

En répondant à la hâte au travail de M. Carvallo, je suis vraiment heureux de me voir secondé puissamment dans ma tâche par vous-même, M. le Ministre. Il n'est pas, en effet, un argument de l'auteur du Mémoire qui n'ait été victorieusement réfuté d'avance par votre parole loyale et convaincue.

M. Carvallo base son argumentation sur l'obstacle qu'oppose à la traction une pente de 5 millimètres par mètre, et vous dites :

« Cette pente n'est rien ? »

M. Carvallo, à l'aide d'une hypothèse inadmissible, propose de détourner le commerce de l'Orient au profit particulier de son tracé. Vous dédaignez l'utopie, et vous dites :

« Le gouvernement ne se décide pas par des raisons pareilles ! »

Enfin, **M.** Carvallo propose un tracé illégal. Vous le repoussez d'avance d'une manière formelle, car vous dites :

« Le gouvernement appliquera la loi. Il l'a appliquée
« à Poitiers, il l'a appliquée à Reims, il l'a appliquée à
« Agen : il l'appliquera à Narbonne ! »

Par ce ferme et puissant langage, par ces paroles dignes du Ministre sincère et juste d'un grand pays, vous justifiez la confiance de l'Empereur, qui a dit aux délégués de Narbonne :

« Voyez le Ministre, vous pourrez vous assurer par
« vous-mêmes du zèle qu'il mettra à défendre les inté-
« rêts de Narbonne. »

En présence de ces faits, sur la foi de ces paroles augustes, qui honorent le Ministre, en le montrant toujours prêt à défendre les intérêts méconnus et les droits de tous, les organes de la ville de Narbonne n'ont plus qu'à attendre et à espérer. Le bon droit, défendu par vous, M. le Ministre, triomphera.

Chemins de fer de Bordeaux à Cette et de Narbonne à Perpignan. États divers et cahiers concernant les premiers ouvriers traités à l'hôpital. Indication de l'époque où les travaux furent entrepris dans l'arrondissement. Lutte ardente contre les ingénieurs de la compagnie, qui voulaient faire passer le chemin de fer à six kilomètres de la ville. Rejet de leur tracé. Victoire de Narbonne.

États divers et cahiers concernant les ouvriers du chemin de fer traités à l'Hôtel-Dieu, pendant la construction des chemins de fer de Bordeaux à Cette et de Narbonne à Perpignan.

L'Hôtel-Dieu n'a reçu de malades de cette catégorie qu'à dater de 1854, parce que les travaux du chemin de fer ne furent pas commencés au moment même où M. Magne, ministre des travaux publics, en rejetant le tracé qui délaissait la ville, eût obligé la Compagnie à diriger la voie de fer sur Villedaigne et Narbonne, par

Montredon. Depuis le mois d'octobre 1853, époque où la décision du Ministre, avant d'être adressée à la Compagnie, nous fut communiquée au ministère des travaux publics, il s'écoula un long temps, avant que les travaux fussent entrepris, les mêmes études qui avaient été faites du côté de Moussan et de Védillan devant être faites désormais du côté de Montredon. Toutefois, ces études ne se prolongèrent pas indéfiniment, grâce à l'intelligence des ingénieurs, et les chantiers purent être ouverts. C'est à Montredon qu'arrivèrent les premiers ouvriers et les premiers outils, dans notre arrondissement; c'est de Montredon que vinrent à l'hôpital les premiers malades de cette circonscription.

La Providence a voulu que le terrain de Montredon, qui avait été l'objet d'une lutte si vive dans la discussion des tracés, ait été celui où ont été effectués les premiers travaux, comme pour mieux faire éclater à tous les yeux la victoire de Narbonne, la justice du Ministre et le triomphe de la vérité. La descente du col de Montredon est terminée; la pente de cinq millimètres par mètre, présentée d'abord comme si redoutable, existe: elle commence au ruisseau de Veyret, au col même de Montredon, et se déploie vers Narbonne, sur une longueur de quatre kilomètres (1). Qui s'en effraie?

____

(1) 0^m005 sur 4,095^m00. (Profil en long de la 5me section, 2me feuille).

Avons-nous eu tort de considérer cette inclinaison comme un faible obstacle, et de défendre avec persévérance, à Narbonne devant le pays, à Paris devant le Ministre, le passage par Narbonne, contre les assertions hasardées et les prétentions persistantes de quelques agents de la Compagnie! Eût-il été juste, eût-il été sensé de rejeter la ville à une grande distance de la voie de fer, sous le vain prétexte d'une pente aussi faible? Qui ne reconnaît l'exactitude d'une assertion dont la preuve matérielle est aujourd'hui sous les yeux de tous?... Plus nous nous éloignons d'une grande lutte, à laquelle nous tiendrons toujours à honneur d'avoir pris part, plus nous nous félicitons d'avoir pu baser nos assertions sur des faits positifs, puisés aux sources les plus sûres de l'administration publique et incontestés aujourd'hui, comme ils l'étaient il y a quarante ans, comme ils le seront dans l'avenir; plus nous sommes heureux d'avoir toujours appuyé notre langage sur l'autorité des hommes pratiques, sur les enseignements de la science et sur la loi.

La victoire est venue: la victoire appartiendra toujours aux causes justes, lorsque l'opinion et les pouvoirs publics pourront les envisager sous leur vrai jour. C'est ce que comprenait à merveille un éminent prélat de ce diocèse, M. de Bonnechose, lorsqu'il nous fit l'honneur de nous dire pendant sa dernière visite à l'Hôtel-Dieu : « Si Narbonne eût réclamé, à l'époque du Concordat, elle eût obtenu le rétablissement de l'archevêché, comme elle a obtenu le chemin de fer. » Telle était, aux yeux de ce prélat illustre, la puissance légitime de la publicité et des réclamations opportunes, lorsqu'elles s'appuient à la fois sur l'opinion d'un pays et sur la justice.

Fondations faites par François Fouquet, le cardinal de Bonzy et Louis de Vervins, archevêques de Narbonne. Impression douloureuse, éprouvée par François Fouquet, lorsqu'il apprit la mort de saint Vincent.

I. Fondation de douze places de pauvres malades incurables dans l'hôpital Saint-Paul, par François Fouquet, archevêque de Narbonne.

Date : 30 janvier 1672. Notaire : Gaubert.

Un local spécial fut construit par l'archevêque, à côté de l'hôpital Saint-Paul, pour les incurables des deux sexes. Les lits, le linge, les vêtements, la vaisselle, les meubles et tous les ustensiles nécessaires furent donnés par le même prélat, qui consacra en outre une rente de deux mille deux cents livres à l'entretien des incurables. La somme placée pour la constitution de cette rente, sur le diocèse et sur la province, fut de quarante-quatre mille livres:

<pre>
Sur le diocèse........   18.041 liv.
Sur la province.......   25.959
                         ──────────
          TOTAL........   44.000 liv.
</pre>

Après la mort de l'archevêque, Marie de Maupeou, mère de F. Fouquet, dont la vie fut consacrée à de bonnes œuvres, ratifia, dans un acte daté de Moulins, le 22 avril 1675, la fondation que François Fouquet, son fils, avait faite à Narbonne.

Le fondateur ayant permis que les sommes économisées fussent employées à améliorer, à agrandir l'appartement des incurables ou à acquérir de nouvelles rentes, ce double but fut rempli. Un local plus vaste fut construit, en 1677-1678, après l'achat et la démolition de diverses maisons voisines, et plus tard de nouvelles sommes d'argent furent placées en rentes. Un état signé, le 22 mars 1771, par M. d'Auderic de Lastours, trésorier des incurables, constate qu'à cette époque, malgré les conséquences très sensibles de la réduction des rentes opérée en 1720, le revenu de la fondation Fouquet était de deux mille quatre cent soixante-treize livres neuf sous sept deniers. Le capital s'élevait à soixante-douze mille sept cent soixante-seize livres.

Pour rappeler le souvenir d'une grande libéralité et de grands services rendus aux pauvres, le nom de François Fouquet a été gravé, à l'Hôtel-Dieu, sur un monument de marbre, avec les noms de trois grands bienfaiteurs: François de Beauvau, François de Pradel et François de Tourbes. La salle des incurables a pris le nom de salle Saint-François, par délibération du 25 février 1860.

François Fouquet, archevêque de Narbonne de 1659 à 1673, avait été évêque de Bayonne en 1639, et évêque d'Agde en 1645. Il fut l'ami de Vincent de Paul, dont il admirait les vertus, et dont il propagea les œuvres, en introduisant dans le diocèse de Narbonne les Lazaristes pour instruire les ecclésiastiques, et les filles de la Charité pour soigner les malades et les pauvres. Après la mort de l'incomparable apôtre de la charité, François Fouquet, se souvenant avec bonheur de son amitié, s'exprimait ainsi dans une lettre adressée aux missionnaires de Saint-Lazare:

« Quelque préparé que je pusse être à la mort de
« M. Vincent, vu le grand âge où il était, je vous assure
« que je n'ai point appris la nouvelle de son décès sans

« surprise, et sans être touché d'une vive douleur selon
« l'homme, de voir l'Église privée d'un très digne sujet,
« la Congrégation de son très cher Père, et moi d'un
« ami très charitable, à qui j'ai de si étroites obliga-
« tions. Je ne pense pas que de tous ceux que sa charité
« lui a fait embrasser comme ses enfants, il y en ait
« aucun à qui il ait témoigné plus de tendresse et donné
« plus de marques d'amitié qu'à moi. »

Au milieu des disgrâces et des inquiétudes de sa famille, le souvenir de cette amitié dut être pour François Fouquet une grande consolation. Heureux l'homme qui peut avoir des amis tels que saint Vincent !

II. Fondation faite par le cardinal de Bonzy, pour marier des filles pauvres.

Cette pièce, imprimée en 1679, est la reproduction d'un acte passé à Montpellier, devant Anne Gardel, notaire, dans le but de constituer, sur la province de Languedoc, une rente de cinq cents livres, au capital de huit mille livres, pour marier, chaque année, quatre filles pauvres du diocèse de Narbonne. — Date de l'acte: Montpellier, 29 mai 1679.

Une fondation analogue avait été faite, cinquante-trois années auparavant, par un des prédécesseurs du cardinal de Bonzy, Messire Louis de Vervins. Une somme de douze mille livres tournois avait été consacrée par cet archevêque à constituer diverses rentes, sur lesquelles devait être prélevée, chaque année, une somme de cinq cents livres pour marier dix filles pauvres. Quatre devaient être prises parmi les filles nées à Narbonne; les autres devaient être prises dans certaines localités du diocèse, suivant un ordre réglé par le fondateur.

Dons divers faits, au nom du roi, à l'hôpital Saint-Paul, par le cardinal de Bonzy, et à la Charité de Narbonne par M. de Bernage, intendant de la province.

I. Don de douze cents livres, délivrées au nom du roi à l'hôpital Saint-Paul, le 16 janvier 1675, par le cardinal de Bonzy, archevêque de Narbonne, pour indemniser l'hôpital des bons soins donnés aux soldats malades ou blessés venant du Roussillon, pendant la campagne de 1674.

II. Dons divers attribués, au nom du roi, à la Charité de Narbonne, sur des ordonnances de M. de Bernage, intendant de la province, pour indemniser les directeurs du soin qu'ils prennent d'enfermer les mendiants étrangers, conformément à la déclaration du roi donnée à Chantilly, le 18 juillet 1724, et à la lettre adressée par le contrôleur général des finances, pour l'interprétation de ce document royal.

Ces dons utiles, attribués à la Charité, pendant les années 1725 à 1734, s'élevèrent, pour les dix années réunies, à quarante-trois mille livres.

Établissement d'un hospice de la Mendicité à Narbonne, en 1786.

Établissement de l'hospice de la Mendicité. Compte général des recettes et des dépenses de cet hospice, depuis le 3 avril 1786, jusqu'au 31 mars 1792.

Trésorier spécial : M. Louis Barthez, négociant.

Le projet de faire cesser la mendicité, conçu et élaboré par l'administration des hôpitaux, fut mis à exécution dans un délai assez court. Les bases en furent arrêtées au mois de février; et, dès le mois d'avril, le nouvel établissement hospitalier put être ouvert. Une commission composée de citoyens choisis dans les diverses paroisses de la ville, fut chargée *de s'occuper des moyens propres à soutenir cet établissement, et de tout ce qui serait relatif au bon ordre, aux travaux, à l'entretien et au soulagement des pauvres.* Elle était composée des personnes dont les noms suivent:

Barthez de Marmorières, Bardy, avocat, Léonnard, député du Chapitre, pour la paroisse Saint-Just;

Revial, Solier, docteur en médecine. Louis Barthez, négociant, pour la paroisse Saint-Paul;

De Lastours, grand archidiacre, Morel, avocat, Tapié, député du Chapitre, pour la paroisse Saint-Sébastien;

De Thézan, Darnaud, chevalier de Saint-Louis, pour la paroisse Notre-Dame de la Major;

De Guy, ancien capitaine d'infanterie, Grimaud, avocat, pour la paroisse Notre-Dame de Lamourguier.

Grâce au zèle de cette commission, au concours simultané des Chapitres et de l'administration des hôpitaux, qui fournirent les premiers fonds, l'hospice de la Mendicité fut bientôt en bonne voie. Les personnes pauvres, de tout sexe et de tout âge, qui, par un motif quelconque, ne pouvaient être admises à l'Hôpital-Général, trouvèrent dans le nouvel hospice un asile assuré.

L'extinction de la mendicité fut donc complète à Narbonne, à cette époque. Toutefois, ce fut pour peu de temps. Les dons individuels et le produit des quêtes, principales ressources de l'œuvre nouvelle, s'affaiblissant au moment même où les charges augmentaient, l'avenir fut peu brillant.

On avait songé, durant plusieurs années, à construire à l'Hôtel-Dieu un local spécial pour les mendiants. Les plans avaient été faits. La question, posée plusieurs fois, avait été mûrement examinée. L'œuvre allait être entreprise: les dépenses qu'elle eût entraînées en empêchèrent l'exécution. Peu goûtés d'ailleurs par l'archevêque Arthur-Richard Dillon, et vivement combattus par quelques membres de l'administration, les projets relatifs à la bâtisse nouvelle furent définitivement abandonnés. On afferma à M. Faure le Luxembourg.

Les comptes de M. Barthez, qui s'appliquent précisément à la période d'années où l'hospice resta établi au Luxembourg, démontrent que l'extinction de la mendicité, accueillie d'abord avec enthousiasme, fut considérée plus tard avec une certaine tiédeur.

Dans les quatre premières années, il y eut un excédent de recettes sur les dépenses. Cet excédent fut de 2,800, — 1,400, — 2,300 et 1,700 francs. La cinquième année, le déficit commença par un chiffre de 700 fr. La sixième année, l'hospice devait 1,300 francs. Les dons volontaires, si abondants à l'origine, eussent facilement rétabli l'équilibre. Mais ces dons, sous l'influence d'évènements extérieurs, suivaient une marche décroissante. A la fin de la sixième année, ils n'entraient que pour une faible part dans des recettes considérablement réduites.

En faisant ces calculs pour la période de six ans que comprennent les comptes de M. Louis Barthez, nous avons formé le tableau suivant, où sont inscrits les chiffres des recettes annuelles, les chiffres des dons volontaires et la part proportionnelle des dons et quêtes dans les recettes.

DÉSIGNATION des années.	RECETTES annuelles.	DONS et quêtes.	PART PROPORTIONNELLE des dons et quêtes dans les recettes.
1786-1787...	13,533...	9,054...	66,9 pour cent.
1787-1788...	13,527...	7,417...	54,8
1788-1789...	13,736...	9,858...	71,7
1789-1790...	15,547...	9,448...	60,7
1790-1791...	11,956...	6,709...	57,7
1791-1792...	6,443...	2,562...	39,7

Voilà les faits. En six ans, du mois d'avril 1786 au mois de mars 1792, la part des dons et quêtes dans les recettes se réduisit dans la proportion de 66 et 71 à 39; les recettes diminuèrent de plus de moitié; et les dons volontaires, considérés isolément, subirent une réduction de 72 pour cent.

A partir du mois de mars 1792, l'hospice de la Mendicité déclina rapidement. Sa détresse fut complète à la fin de la même année. Les dons volontaires et les quêtes manquant tout à coup, le concours de la municipalité devint indispensable. Transféré du Luxembourg à l'ancien couvent des Capucins, qui était devenu la propriété de la ville, l'hospice n'eut qu'une existence précaire, malgré la protection municipale. Le temps de l'aumône était passé ; les sources de la charité étaient taries : l'assistance publique, incomplète et faible dans une époque critique, ne put ni les faire revivre ni les suppléer. La durée de l'hospice fut donc courte. Le 8 pluviôse an II, les mendiants qui y étaient enfermés furent réunis aux pauvres de l'Hôpital-Général.

Tel fut le résultat d'une expérience qui eût eu un avenir plus brillant, si elle eût été faite dans des circonstances plus favorables.

Indication des sept couvents qui existaient à Narbonne, au XVIIme siècle et au commencement du XVIIIme.

Legs de cent trente livres pour un annuel de messes, avec absoute après chaque messe, en faveur de chacun des sept couvents de Narbonne, désignés ainsi qu'il suit dans le testament : les pères de l'Observance ou Cordeliers, les Augustins de Notre-Dame de Grâce, les Minimes,

les Trinitaires, les Jacobins, les Capucins et les Carmes.
Ce legs qui, pour les sept couvents réunis, s'élevait à
une somme de neuf cent dix livres, était compris dans
le testament commun de Jean Fabre et de Pierre Fabre,
daté du 18 mars 1694, et ouvert le 14 mai 1702,
après le décès de Jean Fabre, mort le dernier.

L'hôpital Saint-Paul étant l'héritier universel de
MM. Fabre, le legs fut payé à chaque couvent, par
M. Raynaud, directeur et trésorier de cet hôpital.

Pour la réception du legs, les Cordeliers furent
représentés par M. Boyer, *syndic du couvent de l'Obser-*
vance Saint-François, et les Capucins par M. Donna-
dieu, *père temporel des Capucins.*

Les Carmes se firent représenter par leur prieur,
après s'être assemblés capitulairement, et avoir pris, le
11 septembre 1702, une délibération signée ainsi qu'il
suit: F. Louis de Lavergne, prieur; F. Mathias de
Saint-Denis, sous-prieur; Fr. Antoine de la Conception,
Fr. Raphaël de la Présentation, F. Athanase du Saint-
Esprit, F. Placide, sacristain.

Les Trinitaires *(religieux de l'ordre de la Sainte-*
Trinité et rédemption des captifs de la présente ville
de Narbonne, capitulairement assemblés au son de la
cloche et selon les formes ordinaires) se firent représenter par le père Basile Barthe, religieux sacristain,

en vertu d'une délibération du 13 octobre 1702, sur laquelle est apposé le sceau de l'Ordre, et qui est signée par le *bénéficial et ministre* du couvent, et par les frères dont les noms suivent: F. Luc de Mirepech, définiteur; Frère Julien Duffresne, vicaire; F. Bégué, F. Denux, F. Alexandre de Mirepech, F. Barthe, sacristain.

Les frères Prêcheurs de l'ordre de Saint-Dominique, ou Jacobins, déléguèrent leur prieur, par une délibération du mois de septembre 1702, signée ainsi: F. Hyacinthe Reignac, prieur; F. Carolus Rigollet, sousprieur; F. Dejaques, F. Th^{as} Castel, F. Tho. Ocahan.

Les Minimes, dont l'église était sous l'invocation de Saint-Antoine, comme pour constater l'existence et rappeler le souvenir de l'ancien hôpital Saint-Antoine, dont les religieux occupaient la place, les Minimes déléguèrent leur syndic, F. Étienne Albo, par une délibération signée ainsi: F. François Delage, correcteur; F. Jean Loys, F. Paul Lafargue, F. Guillaume Reynès, Frère Fouissac, Fr. Simon Despic, secrétaire du chapitre.

Enfin les Augustins déléguèrent un des leurs par une délibération du 7 octobre 1702, signée par le frère Alary, prieur, et par les frères ci-dessous indiqués: F. Guillaume de Maureilhan, docteur de Sorbonne; F. Irénée,

F. Abbail, F. Blanchy, F. Joseph Merlin et F. Nicolas Gept. La pièce délivrée à M. Raynaud, trésorier, est signée ainsi : *F. Bernard Blanchy, sacristain des Augustins de Notre-Dame de Grâce.*

Tel était à peu près le personnel de ces sept couvents de Narbonne, en 1702. En voyant les constructions de ces couvents, on pourrait croire que les religieux y étaient en grand nombre. Il n'en est rien. Le personnel était faible et vivait quelquefois d'aumônes. C'est ce qu'attestent à la fois : 1º les papiers de l'assemblée des comptes et départements du diocèse de Narbonne, dans lesquels on trouve inscrite, chaque année, une aumône collective de soixante et dix livres, pour les sept *couvents mendiants* de Narbonne (1) ; 2º un document des archives des hospices indiquant le nombre des religieux appartenant à chaque couvent, et la quantité de blé que le bureau de l'aumône générale attribuait à ces couvents à titre d'aumône. D'une visite faite dans ces maisons religieuses, en 1632, par ordre du bureau de l'aumône générale, il résulte qu'il y avait, à cette époque, dans le couvent des Capucins, neuf religieux et un serviteur ; dans le couvent des Minimes, onze religieux et

---

(1) Archives de la préfecture de l'Aude : Rapport de l'assemblée des comptes et départements du diocèse de Narbonne, dans les délibérations de l'assiette. Année 1755.

un serviteur; dans le couvent des Cordeliers, sept religieux et deux serviteurs; dans le couvent des Trinitaires,
quatre religieux et un serviteur; dans le couvent des
Carmes, huit religieux; dans le couvent des Augustins,
six religieux et un serviteur, et dans le couvent des Prédicateurs ou Jacobins, huit religieux (1). En rapprochant
ces chiffres des noms cités dans cet article pour divers
couvents, et des noms cités, pour les Dominicains, dans
B. 730, d'après une quittance de l'année 1714, on peut
avoir une idée assez exacte du personnel des couvents
de Narbonne, à ces diverses époques.

____

(1) E. 1 (f° 3, recto) dans notre *Classement des archives*: Délibérations
du bureau de l'aumône générale. Extrait:

« Sur le rapport qui a esté fait de la visite faite aux couvens des religieux
de cette ville de Narbonne, a esté trouvé premièrement que :

« Au couvent des pères Capucins, il y avait neuf religieux et un serviteur,
auxquels on a ordonné cinq setiers de blé par mois, qui est à raison d'une
mine (mesure) pour chacun par mois, et demy muid de vin par mois, ce qui
leur a esté accordé attendu qu'ils ne font aucune provision ni queste pour
réserve.

« Au couvent des pères Minimes, se sont trouvés onze religieux et un serviteur, auxquels on a ordonné six setiers de blé par mois, qui est à raison
d'une mine pour chacun, et deux mesures d'huile pour une fois, d'autant
qu'ils n'ont point fait et n'ont pu faire de queste d'huile.

« Au couvent des pères Cordeliers, se sont trouvés sept religieux et deux
serviteurs, auxquels on a ordonné quatre setiers de blé par mois.

« Au couvent des pères Trinitaires, se sont trouvés quatre religieux et un
serviteur, auxquels on a ordonné deux setiers de blé par mois.

« Au couvent des pères Carmes, se sont trouvés huit tant religieux que
serviteurs, auxquels on a ordonné deux setiers de blé par mois.

« Au couvent des pères Augustins, se sont trouvés six religieux et un serviteur, auxquels on a ordonné quatre setiers de blé par mois.

« Au couvent des pères Prédicateurs, se sont trouvés huit religieux, auxquels on a ordonné quatre setiers de blé par mois. »

Des sept églises de ces couvents où furent dites les messes pour Jean Fabre et pour Pierre Fabre, une seule est consacrée au culte, aujourd'hui: c'est celle de Notre-Dame de Grâce, qui appartient aux Pénitents blancs. Le nom de Notre-Dame de Grâce, gravé en 1718, au-dessus de la porte d'entrée, est resté intact malgré la période où le culte fut supprimé. En acquérant cette église, de nos jours, les Pénitents blancs ont sauvé et embelli un édifice très vaste, très utile aux habitants, et précieux pour l'histoire des monuments religieux de la ville.

La chapelle fut achetée le 13 avril 1816, ainsi que le constate un acte passé devant Me Bouisset, notaire à Narbonne, la confrérie étant représentée par le Maréchal de camp Just-Pasteur Sabatier, commandeur de la Légion d'honneur, prieur des Pénitents blancs, et par M. Jean-Barthélemy-Just Caffort, sous-prieur.

Le choix de ces deux hommes éminents, estimés dans le pays, était très heureux; aussi leur concours et le résultat obtenu furent unanimement approuvés dans plusieurs délibérations de la confrérie.

Médecins et chirurgiens, depuis l'année 1643, époque où l'hôpital eut une administration distincte de celle de la ville.

Désignation des médecins et des chirurgiens qui se rattachent à la période comprise dans ce classement; et, subsidiairement, indication des médecins et des chirurgiens qui se rattachent à une période plus ancienne.

I. M. Martin, médecin (1763-1793), petit-fils de M. Gillade, qui avait pratiqué la médecine à l'Hôtel-Dieu pendant plus de cinquante ans (1715-1767). — Nommé le 22 avril 1763, sur la proposition de M. Guerguil, grand archidiacre. Démissionnaire le 28 juin 1793.

Depuis l'année 1643, époque où l'hôpital eut une administration distincte de celle de la ville, les prédécesseurs de M. Martin, à l'Hôtel-Dieu, furent les médecins dont les noms suivent:

MM. Louis (1643-1644), Adam Guy (1645-1646), Louis, médecin pour la deuxième fois (1) (1647-1650),

---

(1) Quelques noms reparaissent à divers intervalles, parce qu'à cette époque, les médecins et les chirurgiens étaient nommés pour un nombre fixe d'années. On passait un *bail* réel, qui pouvait être résilié ou renouvelé, au gré des

Hannuic (1647-1657), Collongues (1658-1668), Barincou (1668-1674), Caufopé (1675-1678), Barthélemy
Barincou (1679-1682), Villefranque (1683-1689), Esprit
Delapimpie (1689-1696), Barthélemy Barincou, médecin
pour la deuxième fois et B. Bernard (1696-1697), Brunel
(1697-1698), Villefranque, médecin pour la deuxième
fois (1698-1704 ; Villefranque, médecin ordinaire de
l'hôpital, et Barincou, docteur en médecine (juin à
novembre 1704) ; Villefranque seul (1704-1734) ; Sollier
et Castan, ensemble, du 29 mai 1714 au mois d'octobre
1715, époque de la mort de M. Sollier ; Castan seul,
du mois d'octobre au mois de décembre 1715 ; Castan
et Gillade, ensemble, depuis le 3 novembre 1715, jusqu'à
l'année 1758 ; Gillade et Razimbaud, de 1758 à 1767 ;
Razimbaud et Martin, de 1767 à 1788.— M. Razimbaud
resta médecin titulaire jusqu'en 1790 ; mais, dès le mois
d'avril 1788, il ne put plus faire les visites, à cause de

---

contractants, quand les années indiquées dans l'acte s'étaient écoulées. Nous
avons lu deux baux de cette nature, passés devant un notaire, en 1679, savoir :
le premier, concernant le service de la médecine, baillé à Barthélemy Barincou, pour trois ans, jusqu'en 1682 ; le second, concernant le service de la
chirurgie, baillé à Léonard Romillac, pendant le même laps de temps. Barthélemy Barincou, docteur en médecine, qui avait commencé son service le
24 avril 1679, devait le finir à pareil jour de l'année 1682. Léonard Romillac,
maître chirurgien juré, qui avait commencé son service le 15 avril 1679,
devait le finir à pareil jour de l'année 1682. Date des deux actes : 1er mai
1679. Notaire : Rigaud.

son grand âge. M. Martin fut seul chargé du service, depuis cette époque, par délibération du 25 avril 1788.

II. M. Dominique Sernin, chirurgien-major, depuis le 22 février 1771 jusqu'au 22 septembre 1793. Nommé sur la proposition de l'archevêque de Narbonne (M. Dillon), en remplacement de M. Guillaume Picarel, qui était mort le 22 décembre 1770, après avoir rempli les fonctions de chirurgien-major pendant vingt ans (1750-1770).

Depuis l'année 1643, les prédécesseurs de M. Sernin furent les maîtres en chirurgie et les chirurgiens en chef dont les noms suivent:

MM. Bascoul, maître en chirurgie (1643); Jean Bascoul, maître en chirurgie (1644-1646); Romieu, maître en chirurgie (1647); Pierre Barincou, maître en chirurgie (les premiers mois de 1648); Grasset, maître en chirurgie (octobre, novembre et décembre 1648); Jean Bascoul, pour la deuxième fois (janvier, février et mars 1649); Alexandre, maître en chirurgie (1649); Raphaël Pacquier, maître en chirurgie (1649-1651); Tarbouriech, maître en chirurgie (1652-1655); Escanacabres, maître en chirurgie (1656-1660); François Alexandre, maître en chirurgie (1660-1665); François Alexandre et Romillac, maître en chirurgie, en alternant (1665-

1670); François Alexandre seul (1671-1675); Arnal, maître en chirurgie (1675-1678); Romillac, pour la deuxième fois (1679-1682); Bascoul, maître en chirurgie (1683-1688); Alexandre, maître en chirurgie (1687-1694); Bouzigues, maître en chirurgie (1693-1694); Louis Durocher, maître en chirurgie (1694-1715); Bragard, chirurgien-major (1716-1733); Garnier, maître en chirurgie (du mois de mars au mois de décembre 1733); Alibert, maître en chirurgie de 1733 à 1734 et chirurgien-major de 1734 à 1750; Picarel, chirurgien-major (1750-1770).

Durant plus d'un siècle, et jusqu'au mois de février 1791, époque où les maîtrises furent supprimées par un décret de l'assemblée constituante, le service chirurgical fut complété à l'Hôtel-Dieu par un ou deux *compagnons* fournis par le corps des maîtres en chirurgie sur la demande des directeurs. Après six années de service gratuit dans l'hôpital, et sur un certificat des directeurs de l'établissement, les compagnons chirurgiens obtenaient des lettres de maîtrise, conformément aux dispositions des lettres patentes de Louis XIV (1).

---

(1) « Nous voulons que les corps des maistres chirurgiens et des maistres
« apoticaires, fournissent chacun un ou deux compagnons capables et
« agréables auxdits directeurs, pour servir gratuitement dans ledit hospital
« et y assister les pauvres et les officiers domestiques de ladite maison, dans

III. M. Brel, médecin depuis le 24 mars 1790 jusqu'au 19 pluviôse an II (7 février 1794).

IV. M. Batcave Labrousse, chirurgien-major, depuis le 13 octobre 1793 (22 vendémiaire an II) jusqu'au 6 août 1794 (19 thermidor an II).

V. M. Payras, aide-major sous M. Batcave Labrousse, depuis le 8 janvier jusqu'au 6 août 1794 (19 nivôse-19 thermidor an II).

VI. M. Jean-Jacques Caffort, chirurgien-major, depuis le 16 août 1794 (29 thermidor an II) jusqu'au 16 juin 1817.

VII. M. François Calmettes père, chirurgien-major (1),

« leurs indispositions et maladies communes et ordinaires, à la charge par
« lesdits directeurs de fournir les drogues et médicamens nécessaires, et
« après pareil temps de six ans, lesdits compagnons chirurgiens et apoticaires
« gaigneront pareillement leur maistrise, sur le certificat desdits directeurs,
« et auront mesmes droits et privilèges que tous les autres maistres. »
(Lettres patentes de Louis XIV, article 18, dans l'annexe 2 du *Classement des archives antérieures à l'année 1790).*

(1) De l'année 1795 à l'année 1810 il y eut toujours deux chirurgiens en chef, faisant alternativement le service : M. François Calmettes avec M. Jean-Jacques Caffort jusqu'en 1809, et M. Jean-Jacques Caffort avec M. André-Paul Calmettes jusqu'en 1810. A dater du 10 septembre 1810, il n'y eut plus qu'un chirurgien-major, suivant le désir exprimé à cette époque par le ministre-directeur de l'administration de la guerre. M. Jean-Jacques Caffort, chirurgien-major depuis 1794, conserva ce titre jusqu'au 16 juin 1817, ainsi que nous l'indiquons dans la liste.

depuis le 20 octobre 1795 (20 brumaire an IV) jusqu'au mois d'avril 1809.

VIII. M. Jean-Barthélemy-Just Caffort, aide du chirurgien-major, le 4 janvier 1793 (15 nivôse an Ier), sous M. Dominique Sernin d'abord, et plus tard sous M. Jn-Jacques Caffort; *chirurgien major en survivance de son père,* le 20 août 1802 (2 fructidor an X); chirurgien-major titulaire, depuis le 16 juin 1817 jusqu'au 16 décembre 1845.

IX. M. André-Paul Calmettes fils aîné, aide du chirurgien-major, sous M. François Calmettes, depuis le 8 janvier 1797 (19 nivôse an V) jusqu'au mois d'avril 1809, et chirurgien-major depuis le 20 avril 1809 jusqu'au 10 septembre 1810.

X. M. Pierre Py, médecin, depuis le 31 octobre 1795 (9 brumaire an IV) jusqu'au 21 avril 1810. Père du médecin de même nom inscrit plus bas.

XI. M. G. de Martin, médecin, depuis le 31 octobre 1795 jusqu'au 11 juillet 1806; médecin honoraire, à dater du 11 juillet 1806. Fils du premier médecin inscrit sur cette liste, et père de M. J.-Joseph de Martin.

XII. M. Laurent-Louis-Bernard Ferrier, médecin,

depuis le 27 août 1801 (9 fructidor an IX) jusqu'au 11 août 1802 (23 thermidor an X), époque de son décès.

XIII. M. Hippolyte Sicard, médecin, depuis le 11 août 1802 (23 thermidor an X) jusqu'au 18 mai 1825.

XIV. M. Pech, médecin, nommé le 20 octobre 1809; démissionnaire le 9 mars 1810.

XV. M. Joseph Barthez, médecin, depuis le 20 octobre 1809 jusqu'au 18 mars 1852, époque où il fut nommé administrateur des hospices.

XVI. M. Bernard Coural, *chirurgien major en survivance* de M. Jean-Barthélemy-Just Caffort, son beau-père, depuis le 16 juin 1817 jusqu'au 27 septembre 1844, époque de son décès. — Le chirurgien-major en survivance faisait le service comme le chirurgien en chef, et devenait chirurgien-major après le décès du titulaire.

XVII. M. Jean-Joseph de Martin, médecin depuis le 2 décembre 1824 jusqu'au 10 décembre 1830 et depuis le 1er février 1848 jusqu'au 24 mars 1874, époque où il fut nommé administrateur des hospices.

XVIII. M. Hérail, médecin, depuis le 6 juin 1825 jusqu'au 29 juillet 1854, époque où il fut nommé administrateur des hospices.

XIX. M. François-Marie-Jean-Baptiste Sernin, médecin, depuis le 17 décembre 1830 jusqu'au 8 décembre 1847, époque de son décès. Fils du chirurgien de même nom inscrit plus haut.

XX. M. Just-Pasteur Caffort, aide du chirurgien, le 29 octobre 1824; aide-major, le 21 octobre 1844, après le décès de M. Coural; chirurgien-major le 17 janvier 1846, en remplacement de M. Jean-Barthélemy-Just Caffort, son père, décédé au mois de décembre 1845.

XXI. M. N.-R.-P. Py, médecin nommé le 10 janvier 1845; démissionnaire le 21 décembre 1849.

XXII. M. Labadié père, chirurgien de l'Hôtel-Dieu, par arrêté préfectoral du 10 janvier 1845; aide-major par arrêté du 13 mars 1856; chirurgien-major par arrêté du 4 octobre 1858, jusqu'au 1er janvier 1862, époque de son décès.

XXIII. M. Joullié, chirurgien, par arrêté du 17 décembre 1846, jusqu'au 12 juillet 1861, époque de son décès.

XXIV. M. Baubil, chirurgien, par arrêté du 15 novembre 1848, jusqu'au 8 janvier 1870, époque de son décès.

XXV. M. Narbonne Louis-Gaspard, médecin, par

arrêté du 28 février 1850; passé au service de la chirurgie le 23 août 1856, et chirurgien-major du 4 janvier 1862 au 21 avril 1879, époque de son décès.

XXVI. M. Alexandre Peyrusse, médecin, depuis le 23 juin 1854. Nommé comme ses collègues ci-dessous indiqués, par l'administration des hospices, conformément à l'article 4 de la loi du 7 août 1851.

XXVII. M. Émile Fabre, nommé chirurgien adjoint, le 5 avril 1862, et chirurgien titulaire, depuis le 15 janvier 1880.

XXVIII. M. Joseph de Martin fils, nommé médecin adjoint, le 11 mai 1862, et médecin titulaire depuis le 15 janvier 1880.

XXIX. M. Augé, chirurgien, depuis le 10 mai 1879, jusqu'au 27 septembre 1892, époque de son décès; père de M. Léon Augé, médecin, noté plus bas.

XXX. M. Mècle, chirurgien, et M. Ferdinand Coural, médecin, depuis le 10 mai 1879.

XXXI. M. Régis Soulayrac, médecin, depuis le 27 août 1881, est nommé chirurgien, le 10 juin 1893, en remplacement du docteur Mècle, décédé.

XXXII. M. Aussilloux, médecin, et **M.** Eugène Narbonne, chirurgien, depuis le 2 août 1884.

XXXIII. M. Léon Augé, nommé médecin, le 10 juin 1893, en remplacement du docteur Soulayrac, nommé chirurgien.

XXXIV. Le docteur David, nommé médecin du dispensaire de l'Hôtel-Dieu, le 27 juin 1893.

XXXV. Le docteur Joullié, ancien interne des hôpitaux de Montpellier, nommé médecin de l'Hôtel-Dieu, le 2 janvier 1897.

Les prescriptions des médecins et des chirurgiens, inscrites sur des cahiers de visite remarquablement tenus, sont exécutées ponctuellement, à la grande satisfaction des praticiens, pour le plus grand bien des malades, et avec succès, puisque la mortalité est beaucoup moins forte dans l'hôpital de Narbonne que dans les établissements analogues, en France et en Europe.

Lettre de saint Vincent de Paul et divers documents relatifs à des affaires religieuses.

C. A. — Lettre adressée par saint Vincent de Paul à Mademoiselle Legras (Louise de Marillac), première supérieure des filles de la Charité.

Cette lettre fut donnée à la sœur Lameille, ancienne supérieure de l'Hôpital-Général. L'époque où elle fut écrite n'est point précisée. Cependant, comme il est question, dans la lettre, d'un voyage de Mademoiselle Legras, et comme, à la place même de la date, saint Vincent a écrit ces mots: *De Saint-Lazare, ce jour de Saint-Michel,* on peut penser que la lettre a été écrite entre l'année 1632, époque où saint Vincent alla pour la première fois fixer sa résidence à Saint-Lazare, et l'année 1647, époque où l'état de santé de Mademoiselle Legras ne lui permit plus d'entreprendre les voyages qu'elle faisait précédemment dans l'intérêt de la communauté. Mademoiselle Legras vécut jusqu'au 15 mars 1660; mais elle ne quitta point Paris, dans les dernières années de sa vie, soit à cause de ses infirmités, soit par suite des conseils de saint Vincent, qui écrivait, en 1647, à M. Blatiron, supérieur des prêtres de la Mission, à Gênes:

« Sans les maladies fréquentes qu'elle a, et le respect qu'elle porte à l'obéissance, elle iroit souvent d'un côté et d'autre visiter ses filles et travailler avec elles, quoiqu'elle n'ait de vie que celle qu'elle reçoit de la grâce. »

Dans ces conditions de santé, Mademoiselle Legras

suppléa aux forces qui lui manquaient par l'activité de son esprit; mais elle ne put voyager.

Il est donc très probable que la lettre a été écrite après l'année 1632 et avant l'année 1647. Néanmoins, pour éviter toute objection, nous indiquons pour limite extrême, dans la colonne des dates, l'année 1660, époque où moururent, à peu de mois d'intervalle, Mademoiselle Legras et saint Vincent (15 mars — 27 septembre 1660).

Analyse de la lettre :

En rentrant à Saint-Lazare, saint Vincent rend grâces à Dieu du retour de Mademoiselle Legras, de la santé qu'il lui a donnée et de toutes les grâces qu'il lui a faites pendant le voyage. Il prie Dieu qu'il la conserve en la même santé et qu'il sanctifie son âme de plus en plus.

Saint Vincent profite du moment où l'on est accoutumé à son absence pour *faire une petite retraite*. Il prie Mademoiselle Legras de l'aider de ses prières pour qu'il fasse cette retraite *en l'esprit de Notre-Seigneur*, et de l'excuser s'il n'a pas le bonheur de la voir avant de finir la retraite. Il ne doute point qu'ils n'aient beaucoup d'affaires à traiter ensemble. *Ce sera*, dit-il, *à la première sortie que je ferai, Dieu aidant, en l'amour duquel je suis.*

Dans un passage séparé, placé au bas de la lettre, du

côté gauche, saint Vincent informe Mademoiselle Legras
que M. Fereau doit la prier d'admettre sa sœur au nombre des filles qu'elle dirige. *Si sa présence ne nuit, il
y auroit charité,* ajoute-t-il, sous forme de recomman-
dation.

Telle est l'analyse, la reproduction à peu près textuelle
de la lettre.

Signature : VINCENT DE PAUL, *jndigne ptre de la
Mission.*

Cette lettre n'était connue à Narbonne, il y a peu de
temps, que par les sœurs de l'Hôpital-Général. Depuis
l'époque où la sœur Lameille l'avait apportée de Paris,
les supérieures de l'établissement se l'étaient successivement transmise comme un trésor qu'il ne fallait
montrer à personne. L'expérience ayant prouvé aux
sœurs que la plus sûre manière de conserver une pièce,
c'était de la classer et de l'inscrire dans un inventaire,
surtout dans un inventaire imprimé, la lettre nous fut
remise par la sœur Cabane, qui était alors supérieure
de l'Hôpital-Général. Le numérotage de tous les articles
de l'inventaire étant achevé lorsque la lettre nous fut
remise, nous la plaçâmes en tête de la série consacrée
aux affaires religieuses, avec la désignation C. A. — Un
autographe du père des pauvres peut bien tenir partout
le premier rang.

C. 1. — Brefs des papes Clément XII, Benoît XIV, Clément XIII, Pie VI et Pie VII, en faveur de la chapelle de la Charité.

Par les premiers brefs, donnés à Rome les 17 avril 1734, 22 août 1748, 18 août 1763 et 18 juin 1784, les papes accordent une indulgence plénière aux personnes qui visiteront la chapelle de la Charité et recevront les sacrements, le jour de la fête de la *Présentation de la Sainte-Vierge,* sous l'invocation de laquelle la chapelle est placée. — De ces quatre brefs, les trois premiers sont valables pour sept ans; le dernier est valable pour toujours *(præsentibus futuris temporibus valituris).* C'est en vertu de ce quatrième bref que la fête religieuse de l'oraison des Quarante Heures, ajoutée à la fête de la Présentation, est célébrée à la Charité.

Par le cinquième bref, donné à Lyon, le 17 avril 1805, le Pape accorde une indulgence plénière aux personnes qui, se trouvant en état de grâce, visiteront la chapelle de l'Hôpital-Général, le jour de la fête de Saint-Vincent de Paul. — Ce bref est valable pour toujours *(concedit præsentibus ex speciali gratiâ futuris temporibus valituris).*

Les cinq brefs sont visés à Narbonne par les vicaires généraux, savoir: le bref de 1734 par M. de Mus, celui de 1748 par M. Guerguil, celui de 1763 par M. Bojat, celui de 1784 par M. de Lastours, et celui de 1805 par M. Martin.

Avec ces pièces, que nous avons classées dans un portefeuille spécial, destiné à rester dans le secrétaire particulier de la supérieure de la Charité, nous avons mis : 1º les pièces constatant l'authenticité des reliques de l'établissement et les autorisations nécessaires pour les exposer ; 2º une note et des lettres concernant diverses cérémonies religieuses célébrées dans la chapelle.

La note et les lettres concernant les cérémonies religieuses sont écrites par la sœur Sabatier, ancienne supérieure de l'Hôpital-Général.

Les reliques proviennent de Rome, de Lorette et du couvent de Sainte-Rose de Viterbe.

Les plus nombreuses reliques de l'Hôpital-Général sont celles qui, en 1794, furent apportées de l'ancien couvent des Capucins. Elles furent remises, par le frère Chaumié, lorsque l'hospice de la Mendicité, qui avait été transféré du Luxembourg au couvent des Capucins, fut fermé pour toujours.

Bien que diverses pièces comprises dans cet article soient antérieures à 1790, il a paru utile de les classer avec des pièces plus modernes, parce qu'elles autorisent des cérémonies religieuses célébrées de nos jours. Leur place étant d'ailleurs fixée chez la supérieure de l'Hôpital-Général, nous avons pensé que l'aumônier pourrait les consulter plus facilement dans le local désigné que dans les archives anciennes dont les travées sont toujours fermées. — Cette observation s'applique à l'article suivant (C. 2).

C. 2. — Brefs des papes Benoît XIII et Grégoire XVI, en faveur de la chapelle de l'Hôtel-Dieu.

Par le premier bref, donné à Rome le 20 décembre 1729, le Pape accorde une indulgence plénière, pour le jour de la fête de saint Roch, aux personnes qui visiteront, en état de grâce, la chapelle de l'Hôpital Saint-Paul de Narbonne (aujourd'hui Hôtel-Dieu). Ce bref est valable pour sept ans *(præsentibus ad septennium tamen valituris)*.

Par le deuxième bref, une indulgence plénière est accordée aux personnes qui visiteront, en état de grâce, l'église de l'Hôtel-Dieu, le 25 mars (jour de la fête de l'Annonciation) et le 16 août (jour de la fête de saint Roch). Ce bref est valable pour toujours *(clementer est elargitus præsenti in perpetuum valituro.*

Par le troisième bref, valable pour toujours comme le précédent *(benigne concessit præsenti in perpetuum valituro)*, une indulgence plénière est accordée aux personnes qui visiteront, en état de grâce, l'église de l'Hôtel-Dieu, le jour de la fête de saint Vincent de Paul.

Le premier bref est visé à Narbonne, le 19 juin 1730, par M. de Montels, vicaire général; les deuxième et troisième brefs sont visés à Carcassonne, le 27 juin 1838 et le 15 juin 1839, par M. B. Sicard, vicaire général.— Une pièce constatant l'authenticité des reliques de saint Roch est classée avec ces brefs, dans le portefeuille B, destiné à rester chez la supérieure de l'Hôtel-Dieu.

C. 3. — Lettre de M. de Barante, préfet de l'Aude, autorisant l'exercice du culte catholique dans les chapelles des hospices. Cette autorisation est donnée *aux prêtres soumis aux lois, pourvu qu'ils en fassent d'avance la déclaration à la municipalité, conformément à la loi du 7 vendémiaire an IV.*

« Il ne peut qu'être avantageux, » dit M. de Barante, « de placer à côté de la souffrance et de la pauvreté « les consolations de la religion et les espérances d'une « autre vie. »

Date: 22 prairial an VIII (11 juin 1800). Copie adressée à la commission administrative des hospices avec une lettre d'envoi, par M. Martin, sous-préfet.

C. 4. — Lettres des membres de la municipalité de Narbonne annonçant que divers prêtres se sont présentés à la Mairie pour déclarer leur intention d'exercer les fonctions de leur ministère dans les hospices. Les prêtres désignés dans la première lettre sont MM. Angles, Bourjade, Rolland aîné, Rolland cadet, Sabatier et Antoine Bonnel. Le prêtre désigné dans la deuxième lettre est M. Joseph Pourret.

Date de la première lettre: 2 messidor an VIII (21 juin 1800). Date de la deuxième lettre: 4 messidor de la même année.

C. 5. — Arrêté concernant les Filles de la Charité, rendu le 1er nivôse an IX (22 décembre 1800), par M. Chaptal, ministre de l'intérieur.

A l'époque où fut rendu cet arrêté, le service des hôpitaux et des maisons de charité était complètement désorganisé. Bien que les lois de 1790 et de 1792, en supprimant les corporations, eussent conservé les sœurs pour les établissements de bienfaisance, la communauté des Filles de la Charité était en pleine décadence. *Il n'existe plus de cette précieuse association*, dit M. Chaptal, *que quelques individus qui vieillissent et nous font craindre l'anéantissement prochain d'une institution qui honore l'humanité.*

Pour remédier à cet état de choses, et pour faciliter la réorganisation de la communauté, la sœur Deleau, ancienne supérieure des Filles de la Charité, fut autorisée à former des élèves pour le service des hospices. Une maison hospitalière fut mise à sa disposition. La sœur Deleau put s'adjoindre les personnes qu'elle crut utiles au succès de l'œuvre; elle put nommer et déplacer les sœurs à volonté. De son côté, le gouvernement s'engagea à payer une pension annuelle de trois cents francs à chacune des sœurs dont les parents seraient *reconnus dans un état d'indigence absolue.* Les fonds nécessaires devaient être pris sur les dépenses générales des hospices. Toutefois, la somme annuellement affectée à cette dépense ne devait pas excéder douze mille francs. Telles furent les dispositions principales de l'arrêté de M. Chaptal.

C. 6. — Décret impérial permettant de faire exercer le culte *dans les oratoires dépendant des trois hospices civils de Narbonne.* — Trois copies collationnées et une lettre d'envoi par M. Aragon, maire.

Date du décret: 23 messidor an XII (12 juillet 1804). Date de la lettre d'envoi: 5 germinal an XIII (26 mars 1805).

C. 7. — Lettres de M. de Gaulejac, vicaire général, annonçant que, par décision du 19 prairial an XII (8 juin 1804), l'empereur a approuvé et confirmé la demande de l'évêque de Carcassonne (M. de Laporte), relative à la conservation des oratoires de l'*hospice des malades* et de l'*hospice de la Charité.*

Date des deux lettres: Carcassonne, le 10 décembre 1804.

C. 8. — L'ancienne chapelle des Pénitents blancs, précédemment convertie en magasin d'habillement pour les troupes, est cédée aux hospices par l'administration des domaines, moyennant une somme de 900 francs représentant le capital au denier vingt d'un revenu annuel de 45 francs. Procès-verbal et pièces concernant cette cession, qui avait été autorisée par un décret impérial du 15 octobre 1811 et par un arrêté préfectoral du 31 octobre de la même année.

C. 9. — Les tableaux de M. Gamelin père, représentant divers faits historiques de la vie de saint Louis, sont donnés à la chapelle de l'Hôtel-Dieu *par deux personnes pieuses et bienfaisantes, qui ne sont point désignées dans les pièces, parce qu'elles ne veulent pas être connues :* tels sont les termes des quittances de 1,500 francs et de 300 francs, délivrées par MM. Gamelin fils.

Date de la première quittance: 3 juillet 1812. Date de la deuxième quittance: 10 octobre 1812.

Les tableaux furent placés dans la chapelle par les

soins de **MM.** Gamelin, et, conformément au désir des bienfaiteurs restés inconnus, les hospices reçurent les quittances comme s'ils avaient eux-mêmes payé les tableaux.

C. 10. — Le tableau de sainte Thérèse, attribué à Pierre Mignard, est donné à l'Hôtel-Dieu, par Mademoiselle Louise-Catherine Mauclerc, à condition que les sœurs de Saint-Vincent de Paul diront, chaque jour, pour le salut de l'âme de la donatrice, un *Salve Regina.* — Date du décès de Mademoiselle Mauclerc : 26 octobre 1821.

C. 11. — M. Gaubert, prêtre, est nommé chapelain de la Miséricorde. Lettre de **M.** Arnaud-Ferdinand de Laporte, évêque de Carcassonne, annonçant l'envoi du titre. — Date : Carcassonne, le 3 avril 1806. — Signature : † *A. F. évêque de Carcassonne.*

C. 12.— Lettres de M. Arnaud-Ferdinand de Laporte, évêque de Carcassonne, sur la démission de M. Joubert, aumônier de l'Hôtel-Dieu ; sur son remplacement provisoire par M. Antoine Bonnel, ancien curé de Saint-Paul, et sur la nomination définitive de M. Jacques Bonnel, desservant de la paroisse de Bages, au poste d'aumônier de l'Hôtel-Dieu.

Date de la première lettre : Arles, le 11 septembre

1812.— Date de la deuxième lettre : Narbonne, le 9 novembre 1812. — Signature : † *L'Év. de Carcassonne.*

M. Arnaud-Ferdinand de Laporte, premier évêque du diocèse depuis le Concordat, occupa le siège de Carcassonne de 1802 à 1825. Il eut pour successeurs les évêques dont la désignation suit : Joseph-Julien de Saint-Rome-Gualy, en 1825 ; Henri-Marie-Gaston de Bonnechose, en 1848 ; François de la Bouillerie, en 1855 ; François-de-Sales-Albert Leuillieux, en 1873, et Félix-Arsène Billard, titulaire actuel, né à Saint-Valéry-en-Caux (Seine-Inférieure), le 23 octobre 1829, nommé évêque de Carcassonne, par décret du 17 février 1881, préconisé à Rome dans le consistoire, le 13 mai 1881, sacré à Rouen le 25 juillet 1881, et reçu dans la cathédrale de Carcassonne le 7 août de la même année.

C. 13. — Lettres de M. Arnaud-Ferdinand de Laporte, évêque de Carcassonne.

Dans la première lettre (15 janvier 1811), l'Évêque félicite les administrateurs d'avoir reçu les deux sœurs de plus qu'ils demandaient :

« Je crois bien, dit M. de Laporte, que le nombre de huit sœurs est absolument suffisant pour l'ordre et la prospérité de l'établissement dont vous avez la charité de vous charger. Avec le zèle que vous mettez à en surveiller les moindres détails, il est impossible que tout n'y soit pas parfaitement organisé.

« Ce sera toujours un bonheur pour moi, Messieurs, de contribuer, dans tout ce qui sera de mon ressort, au bien que vous vous proposez, d'applaudir à vos succès et de trouver des occasions de vous donner des preuves de mes sentiments d'estime et d'attachement. »

Dans la deuxième lettre (27 juillet 1814), M. de Laporte, réclame, sur un militaire toscan, divers renseignements qui lui ont été demandés par l'archevêque de Pise.

Signature des deux lettres: † *L'Év. de Carcassonne.*

C. 14. — Lettres de M. Martin, vicaire général, et de M. Arnaud-Ferdinand de Laporte, évêque de Carcassonne, concernant: 1º M. Myquel, nommé aumônier de la Charité après le départ de M. Dartigue pour Paris (1816); 2º M. Tastu, nommé aumônier de l'Hôtel-Dieu, en 1821; 3º M. Boyer, nommé au même poste, en 1823.

Les lettres de M. Arnaud-Ferdinand de Laporte, au nombre de trois, sont signées: † *L'Év. de Carcassonne.*

C. 15. — Ordonnance royale autorisant *l'évêque de Carcassonne à former dans le département de l'Aude une seconde école ecclésiastique, qui sera établie à Narbonne.* — Cette ordonnance est relative à l'établissement du Petit séminaire actuel, dont l'installation eut lieu dans une maison achetée plus tard, par l'évêque de Carcassonne, à M. Floyrac, instituteur, qui se retira à Toulouse.

Date de l'ordonnance: 5 novembre 1823. Date de la copie certifiée conforme par M. Arnaud-Ferdinand de Laporte: 26 décembre 1823. Signature: *A. F. Évêque de Carcassonne.*

La maison indiquée dans cet article avait successivement appartenu à Madame Anne de Solas, veuve de M. Francois-Anne de Chefdebien, à M. J.-P. Gout et à M. Caraguel. M. Floyrac, instituteur, l'acheta, le 12 décembre 1814, au prix de 12,000 francs, et la vendit, le 4 février 1824, au prix de 20,000 francs, à M. Arnaud-Ferdinand de Laporte, évêque de Carcassonne, qui voulait y établir un petit séminaire, celui qui existe aujourd'hui.

C. 16. — Pièces concernant les sépultures. Au nombre de ces pièces, se trouvent les suivantes:

1º Ordonnance de M. Arnaud-Ferdinand de Laporte, évêque de Carcassonne, ayant pour objet de réglementer les convois funèbres. Cette ordonnance comprend les enterrements des première, deuxième et troisième classes. — Date de l'ordonnance : 27 janvier 1804. Copie certifiée conforme par M. Martin, vicaire-général.

2º Délibération du conseil municipal de Narbonne ayant pour objet de décider que le service des inhumations sera organisé par la commission administrative des hospices, conformément à un tarif déterminé. Les pauvres, exceptés du tarif, seront inhumés gratuitement. — Date de la délibération : 16 juillet 1807. Date de l'approbation donnée par M. Hostalier, sous-préfet : 18 août 1807. Date de l'approbation donnée par M. Trouvé, préfet : 22 août 1807. — Copie certifiée conforme par M. Coussières, adjoint.

3º Arrêté de M. le Maire de Narbonne concernant les mesures de police à observer pour les inhumations et pour l'autopsie des cadavres. — Date : 3 janvier 1825. Signature : *de Guy-Villeneuve, Maire.*

C. 17. — Sépulture spéciale des sœurs de Charité, à Narbonne. Lettres de M. Arnaud-Ferdinand de Laporte, évêque de Carcassonne, et de M. le chevalier de Chefdebien, maire de Narbonne, sur la demande tendant à obtenir, pour les sœurs, la faculté d'être enterrées dans un caveau spécial dépendant de l'ancien cimetière Saint-Paul. Cette demande, à laquelle s'était intéressé M. de Laporte, évêque de Carcassonne, fut accueillie favorablement, en 1823, par M. de Chefdebien.

Date de la lettre de M. Laporte: 19 novembre 1822. Date de la lettre de M. de Chefdebien: 29 janvier 1823. — Signature de la première lettre: † *L'Év. de Carcassonne.* Signature de la deuxième lettre: *Chr P. de Chefdebien, maire.*

La faculté accordée en 1823 avait été antérieurement accordée, en 1785, par un arrêt du parlement de Toulouse, rendu sur la demande de M. Martin, vicaire-général. Retirée plus tard, cette faculté ne fut donnée de nouveau qu'en 1823, par M. de Chefdebien, sur la demande de la supérieure de l'Hôtel-Dieu, la sœur Angèle Pujos.

La dernière sœur enterrée dans le caveau spécial du cimetière Saint-Paul est la sœur Favatier, de Narbonne, décédée en 1842. — Aujourd'hui les sœurs ne sont plus déposées dans l'ancien caveau. Les inhumations ont lieu au cimetière ordinaire de la ville, dans un endroit distinct: honneur bien dû aux Filles de Charité, dont la vie de dévouement rappelle cette parole admirée par un père de l'Église (1): *Qui est-ce qui est faible et malade, sans que je sois faible et malade avec lui?*

----

(1) Saint-Jean Chrysostôme: « Nous n'admirons pas tant l'apôtre saint Paul, « à cause qu'il a ressuscité des morts et guéri des malades, que parce qu'il « compatissoit à toutes les infirmités de ses frères ; et que sa charité qui les « lui faisoit sentir dans le cœur, s'en expliquoit par ces paroles: *Qui est-ce* « *qui est foible et malade, sans que je sois foible et malade avec lui?* »

C. 18. — Lettres de M. Hyacinthe-Louis de Quelen, archevêque de Paris, attestant l'authenticité d'une relique de la Vraie Croix *(tres ligni particulas,... quarum una septem circiter lineas habet, extractas fuisse ex portione authenticâ sacri ligni Veræ Crucis D. N. J. C.)*

Cette relique, donnée à la sœur Lameille, à l'époque où elle était économe de la communauté de Paris, fut apportée par elle à l'Hôpital-Général, et placée sur une croix en argent. Une case spéciale, pratiquée dans le pied même de la croix, contient la pièce classée sous ce numéro.

Date : Paris, 24 avril 1822.

C. 19. — Autorisation d'exposer un morceau de la Vraie Croix, enfermé dans une croix de cristal. L'autorisation est donnée par M. Martin, vicaire-général.

Cette autorisation concerne le morceau de Vraie Croix conservé à l'Hôtel-Dieu. La croix de cristal qui le recouvre est fixée sur une grande croix en argent.

C. 20. — Lettres de Joseph-Julien de Saint-Rome-Gualy, évêque de Carcassonne, établissant dans l'église de l'Hôtel-Dieu une confrérie du Sacré-Cœur et une confrérie du Saint-Sacrement avec application de toutes les indulgences émanées du Saint-Siège apostolique. Les deux lettres sont délivrées, par M. de Saint-Rome-

Gualy, en vertu des pouvoirs qui lui ont été donnés par le Souverain Pontife, dans un indult daté de Rome, le 28 janvier 1827. — En latin.

Date de la première autorisation concernant le Sacré-Cœur: 19 juin 1827. Date de la deuxième autorisation concernant le Saint-Sacrement: 7 juillet 1846.

Signature des deux pièces: † *Jos. Jul. Episcopus Carcassonensis.*

C. 21. — Lettres écrites par M. Angles, curé de Saint-Just, de 1806 à 1828, pour inviter la commission administrative des hospices et les pauvres de l'Hôpital-Général à la célébration de diverses cérémonies religieuses.

C. 22. — Lettres de M. Joseph-Julien de Saint-Rome-Gualy, évêque de Carcassonne, et de M. de Gualy, vicaire-général. Ces lettres concernent:

1º La nomination de M. Bonnaves au poste d'aumônier de l'Hôtel-Dieu, en remplacement de M. Boyer (octobre 1827);

2º La nomination de M. Rosier au poste d'aumônier de l'Hôpital-Général, en remplacement de M. Garnier (octobre 1831);

3º La multiplicité des bassins placés aux portes des paroisses de Narbonne, le jeudi saint et le vendredi

saint (avril 1829). Un usage analogue existant à Carcassonne et dans quelques diocèses voisins, notamment
dans celui de Montpellier, M. de Saint-Rome-Gualy dit
qu'il procèdera avec circonspection et maturité à l'examen des faits : « Puisque ce sont les conseils de fabri-
« que, ajoute-t-il, qui autorisent les quêtes dans les
« églises, je commencerai par donner à ceux des trois
« paroisses de Narbonne communication des plaintes...,
« en les priant de m'envoyer leurs observations. La
« prudence et l'équité me dictent cette mesure qui, à la
« vérité, n'aura pas de résultats pour cette année, vu
« la proximité du jeudi saint, mais qui peut-être amè-
« nera quelques changements pour l'avenir. »

Les lettres de M. de Saint-Rome-Gualy sont signées :
† *Jos. Jul. Évêque de Carcassonne.*

C. 23. — Traités entre les administrateurs des hospices de Narbonne et la supérieure générale des sœurs
de charité.

Ces traités, conclus le 6 août 1839, sont signés :
1o par MM. Verdier, Coutouly, Brenguier, Valade et
Julia, administrateurs ; 2o par M. J.-B. Nozo, supérieur
général ; 3o par la sœur Carrère, supérieure générale,
la sœur Solier, assistante, et la sœur Mourier, officière.

Le traité concernant l'Hôpital-Général est signé par

la sœur Lameille, supérieure. Le traité concernant l'Hôtel-Dieu est signé par la sœur Angèle Pujos, supérieure.

Ces traités furent visés, le 26 mai 1846, par M. Duchâtel, ministre de l'intérieur. Une lettre de M. de Montalivet, ministre de l'intérieur (25 septembre 1838), qui avait provoqué la conclusion des traités, est classée avec ces documents et avec diverses lettres de la sous-préfecture, signées par M. Auguste Taillefer, sous-préfet (11 octobre 1838 — 13 septembre 1845 — 4 juin 1846), et par M. Hippolyte Pascal, conseiller d'arrondissement délégué (21 août 1845).

Dates extrêmes des pièces comprises dans cette liasse : 1838-1846.

C. 24. — Pièces concernant les honneurs funèbres rendus, en 1847, à la sœur Lameille, supérieure honoraire de l'Hôpital-Général.

La sœur Lameille a été successivement simple sœur à l'Hôpital-Général de Narbonne, économe de la communauté à Paris, et supérieure de l'Hôpital-Général à Narbonne. Elle est restée en ville pendant plus de quarante ans.

C. 25. — Indult du pape Pie IX ayant pour objet d'accorder la faculté d'établir un autel privilégié, fixe ou portatif, dans toutes les églises et chapelles qui dépendent des églises et chapelles desservies par les Filles de la Charité. — Cet indult est accordé sur la demande de M. Étienne, supérieur général. — En latin. — Date: Rome, 12 mars 1851.

C. 26. — M. Henri-Marie-Gaston de Bonnechose, évêque de Carcassonne, donne l'autorisation d'exposer les reliques de saint Vincent de Paul. Date: 19 janvier 1855.

Dans une pièce séparée, l'authenticité des reliques de saint Vincent est attestée par M. J.-B. Nozo, supérieur général de la congrégation de la Mission et des Filles de la Charité. Date de cette attestation: 10 janvier 1838. — Cette pièce en latin est signée par M. J.-B. Nozo, supérieur général, et par M. Étienne, secrétaire général.

C. 27. — Œuvre de l'adoration du Saint-Sacrement, établie à Narbonne, dans la chapelle de l'Hôtel-Dieu. M. de la Bouillerie, évêque de Carcassonne, remercie l'administration des hospices d'avoir bien voulu donner un asile à l'œuvre nouvelle, dans la chapelle de l'Hôtel-Dieu. En adressant au Président des remercîments particuliers pour la bienveillance et le zèle dont il a fait preuve dans cette circonstance, l'évêque le prie d'être auprès de ses collègues l'interprète de ses sentiments de gratitude.

Date de la lettre: Carcassonne, le 1er janvier 1856. —Adresse de la lettre: *M. Brenguier, président de l'administration des hospices.*

Signature: † *François év. de Carcassonne.*

C. 28. — Correspondance des supérieures de l'Hôtel-Dieu et des supérieures de l'Hôpital-Général.

Dans la période moderne, les hopices ont eu pour supérieures les sœurs dont les noms suivent:

1o A l'Hôtel-Dieu, la sœur Douris, de 1766 au 5 janvier 1809; la sœur Chadefaux, du 24 février 1809 au mois de juillet 1821; la sœur Pujos, du 2 août 1821 au mois de novembre 1853; la sœur Trunel, du 3 novembre 1853 au 13 octobre 1854; la sœur Chanut, du 30 octobre 1854 au mois de mai 1858; la sœur Legay, du 27 juin 1858 au 15 octobre 1866; la sœur Fort, du 20 octobre 1866 au 20 août 1867; la sœur Père, du 20 août 1867 au 24 septembre 1894, et la sœur Barbance, supérieure actuelle, qui, sous le nom de sœur Françoise, avait consacré, pendant près de trente ans, tout son dévouement au soin des pauvres des hospices.

2o A l'Hôpital-Général, la sœur Amiot, de 1788 au 7 juin 1792, et depuis le 14 mars 1796 jusqu'à l'année

7

1812; la sœur Lameille, de 1812 à 1821; la sœur Cabut, pendant l'absence momentanée de la sœur Lameille, devenue économe de la communauté de Paris (1821-1824); la sœur Lameille, supérieure pour la deuxième fois, de 1824 à 1844, et supérieure honoraire après cette époque; la sœur Dieulafoy, de 1844 à 1852; la sœur Sabatier, du mois de janvier 1853 au mois de décembre 1854; la sœur Cabane, du 3 janvier 1855 au mois de mars 1860; la sœur Fourquet, du 17 mars 1860 au 15 octobre 1866; la sœur Buchepot, du 20 octobre 1866 au 2 mars 1875; la sœur Malbec nommée le 4 avril 1875, et la sœur Marie Pellissier, supérieure actuelle, depuis le 29 août 1888.

La lacune que l'on remarque dans la direction de la sœur Amiot, du 7 juin 1792 au 14 mars 1796, correspond à l'époque où cette sœur et ses compagnes de l'Hôpital-Général furent obligées de quitter l'établissement, sous l'impression de menaces et d'excitations extérieures que la municipalité ne put empêcher.

Il n'y a point de lacune dans la direction de l'Hôtel-Dieu, parce que les sœurs de cet établissement furent conservées. Leur costume seul fut changé.

Le départ des sœurs de l'Hôpital-Général, au mois de juin 1792, fut vu avec regret par toutes les personnes qui avaient pu apprécier leurs services. Leur absence et

la direction confiée à des femmes laïques furent mar-
quées par le mépris de tout ordre et de tout frein dans
la maison. Dès le 4 janvier 1793, on se plaignit « qu'il
se commettait des dilapidations dans l'Hôpital-Général,
et qu'on faisait passer des effets par les fenêtres. » Le 20
septembre, on décida « de retirer des mains des personnes chargées de la direction et de la surveillance de
l'Hôpital-Général, le linge que l'on ne croyait pas immé-
diatement nécessaire, et de le mettre en lieu de sûreté. »
Toutes les personnes qui avaient remplacé les sœurs
étaient soupçonnées. On les surveillait activement pendant le jour, et l'on fermait tout, le soir, craignant les
dilapidations de la nuit.

Malgré leur zèle, les administrateurs ne pouvaient
suffire à la tâche très rude qui leur était imposée. Le 8
janvier 1793, le *Comité de surveillance de la section
de la liberté* offrit et fit accepter son concours pour
« contribuer au bon ordre des hôpitaux, en se joignant
aux administrateurs dans leurs visites journalières »;
mais ce concours fut infructueux: tant que les sœurs
restèrent éloignées, les passions publiques dominèrent
et firent la loi dans l'établissement. Le 9 mars 1794,
l'aumônier fut chassé. Le lendemain, 10 mars (20 ven-
tôse an II), les pauvres assistèrent, dans l'ancienne
cathédrale Saint-Just, à l'inauguration du *temple de la*

raison : ils y furent conduits, chaque décade, depuis cette époque, *pour profiter des instructions* qui y étaient données. Dans l'intérieur de l'Hôpital-Général, des instructions spéciales leur étaient faites, tous les cinq jours, *tantôt sur quelque article des Droits de l'homme, tantôt sur quelque article de la Constitution.*

Ces moyens n'accrurent pas beaucoup, à ce qu'il paraît, la prospérité de l'établissement. Ils n'y établirent pas le bon ordre :

« L'inexpérience et le peu de soin des desservantes, disent les administrateurs (17 juillet 1796), plongèrent cette maison dans le plus affreux désordre. Tout était au pillage ; on n'y retrouvait plus la décence, les mœurs, l'amour du travail que l'on y remarquait autrefois.

« Il n'y avait que deux partis à choisir ; ou supprimer cette maison, et par cette suppression voir périr environ trois cents orphelins ou vieillards sans asile, ou remettre cette maison en des mains capables de la soutenir.

« L'humanité l'emporta. La sœur Amiot, connue par ses talents, fut désignée par l'opinion publique... A peine a-t-elle été en place qu'elle a su rétablir l'ordre par sa manière unique d'administrer ; elle pourvoit par son économie aux besoins d'une maison dépourvue de tout, et l'on ne craint pas d'avancer que c'est à son intelligence et à ses soins que l'on doit la conservation d'un établissement aussi précieux. »

Tels furent les effets du renvoi des sœurs et les avantages de leur retour. Des passions non assouvies essayèrent bien de détruire ces résultats. Un arrêté municipal fut rendu (4 août 1796) pour forcer la sœur Amiot à quitter la ville. Ce fut en vain. Durant un sursis reconnu indispensable, la question, portée devant le Ministre, reçut une solution conforme aux intérêts des hospices, et la sœur Amiot resta. Ce n'est pas la première fois que les passions étroites d'une municipalité ont eu à s'incliner devant la justice.

Des diverses supérieures indiquées dans ce numéro de série, cinq seulement sont mortes dans l'exercice de leurs fonctions : la sœur Douris en 1809, la sœur Amiot en 1812, la sœur Lameille en 1847, la sœur A. de Buchepot en 1875, et la sœur Malbec en 1888. Deux supérieures appelées à la communauté de Paris, la sœur Chadefaux en 1821, et la sœur Cabut en 1824, y ont fini leurs jours. Les autres supérieures, à l'exception de la sœur Dieulafoy, qui a quitté l'Ordre, ont été placées dans divers établissements hospitaliers, savoir : la sœur Pujos à Toulouse, dans l'hôpital Saint-Joseph (de la Grave) ; la sœur Trunel à Gonesse (Seine-et-Oise), supérieure de l'Hôtel-Dieu ; la sœur Sabatier à Paris, supérieure de l'hôpital militaire du Gros-Caillou ; la sœur Chanut, à Versailles, supérieure de l'Hôtel-Dieu ; la sœur Legay à Libourne, Périgueux et Angers, supérieure de l'Hôtel-Dieu ; la sœur Fourquet à Nogent-le-Rotrou, d'abord, et ensuite à Châteaudun, supérieure de l'Hôtel-Dieu ; enfin la sœur Fort à Compiègne, supérieure de l'Hôtel-Dieu.

C. 29. — Lettres écrites de Paris par les supérieures générales de la communauté des Filles de la Charité.

Ces lettres sont écrites par les supérieures générales dont les noms suivent : sœur Deschaux, sœur Durgueilh, sœur Amblard, sœur Beaucourt, sœur Boulet, sœur Carrère, sœur Mazin, sœur Élisabeth Montcellet.

La liste des supérieures générales dont les noms se rattachent à la période comprise dans ce classement, peut être établie ainsi qu'il suit : sœur Deleau, supérieure générale, depuis la période antérieure à la révolution jusqu'à l'année 1803 ; sœur Deschaux, (1803-1809), sœur Durgueilh (1809-1815), sœur Baudet (1815-1818), sœur Besnard (1818-1821), sœur Amblard (1821-1827), sœur Beaucourt (1827-1833), sœur Boulet (1833-1839), sœur Carrère (1839-1845), sœur Mazin (1845-1851), sœur Élisabeth Montcellet (1851-1857), et les supérieures générales des trente-six dernières années, qui ont été nommées dans l'ordre suivant, aux époques ci-dessous indiquées :

Sœur Eulalie-Augustine Devos, en 1857 ;

Sœur Élisabeth Montcellet, en 1860 ;

Sœur Félicité Lequette, en 1866 ;

Sœur Louise Lequette, en 1872 ;

Sœur Marie Juhel, nommée en 1878, décédée en 1880 ;

Sœur Marie Derieux, en 1880 ;

Sœur Léonide Havard, en 1887 ;

Sœur Marie Lamastinie, supérieure générale actuelle, nommée pour trois ans, le 22 mai 1893, et réélue pour trois ans, le 25 mai 1896.

Les supérieures générales, les économes et les personnes chargées des principaux emplois sont nommées tous les trois ans, à Paris, le lendemain du jour de la Pentecôte, par les sœurs de la Communauté ; elles sont choisies parmi les sœurs du monde entier. Les économes et les personnes chargées des principaux offices ne peuvent être réélues. Les supérieures générales seules peuvent être nommées pour une deuxième période de trois ans. Après six années, leur changement est de rigueur. Néanmoins, elles peuvent encore être élues après un intervalle de trois ans. C'est le cas de la sœur Élisabeth Montcellet, qui, après avoir été élue en 1851 et en 1854, a été changée, en 1857, et a paru de nouveau sur la liste des supérieures générales, en 1860, pour y rester jusqu'en 1866.

Par une disposition digne de remarque, en ce qui touche les hauts emplois de l'Ordre, saint Vincent a voulu que l'élection fût générale et libre, pour assurer aux personnes investies des premières dignités, avec le respect qu'impose la règle, ces précieux sentiments émanés du cœur : l'affection profonde et le dévouement, qu'un choix arbitraire et une élection contrainte ne donnent jamais.

C. 30. — Correspondance des aumôniers. Lettres de MM. Jacques Bonnel, Tastu, Boyer et Bonnaves, aumôniers de l'Hôtel-Dieu. Lettres de MM. Garnier et Rosier, aumôniers de l'Hôpital-Général.

La liste générale des aumôniers peut être établie ainsi qu'il suit, pour la période écoulée depuis le rétablissement du culte dans les chapelles des hospices :

1º Hôpital-Général (la Charité) : MM. Valentin Dartiguelongue (jusqu'à l'année 1816), Joseph Myquel (1816-1818), Bourdeil (1819), Garnier (1819-1831), Rosier, aumônier pendant cinquante-neuf ans. Nommé en 1831. Démissionnaire, en 1890, à cause de son grand âge. Il n'eut besoin du concours de M. l'abbé Joseph Gontharet, qu'à dater du 15 avril 1883. — Les successeurs de M. Rosier furent : M. Charles Labat, nommé aumônier en 1890, et M. Jean Molinier, aumônier actuel, depuis le mois de mars 1893.

2o Hôtel-Dieu : MM. François Dartiguelongue (jusqu'à l'année 1806), Paul Azeau (1806-1809), Hilaire Joubert (1809-1812), Antoine Bonnel, pendant l'intérim (1812) ; Jacques Bonnel (1812-1816), Joseph Myquel (1819-1820), précédemment aumônier de l'Hôtel-Dieu ; G. Jalard (1820-1821), Joseph Tastu (1821-1823), Boyer (1823-1827), Bonnaves (1827-1867), Pons (1868-1872), Roques (1872-1881), et Soulayrac, aumônier depuis le 28 janvier 1882.

Dans la période antérieure à la suppression du culte, les aumôniers qui se rattachent aux années comprises dans ce classement sont ceux dont les noms suivent :

M. de Nigry, à l'Hôtel-Dieu, depuis l'année 1768 jusqu'à la fin du premier semestre de 1791 ; M. Guiraud, à l'Hôpital-Général, depuis le 28 juin 1782 jusqu'à la fin du premier semestre de 1791 ; M. Vidal, à l'Hôtel-Dieu, depuis le 6 août 1791 jusqu'au 17 février 1792 ; M. Robert Belvèse, à l'Hôpital-Général d'abord, pendant le deuxième semestre de 1791, et ensuite dans les deux hospices jusqu'au 30 juin 1793, époque où, ayant été nommé aumônier d'un hôpital militatre récemment établi à Narbonne, il se fit remplacer à l'Hôtel-Dieu par l'abbé Reilles et à l'Hôpital-Général par l'abbé Dedieu.

Les deux premiers aumôniers de cette période MM. de Nigry et Guiraud, se rattachent à la direction archiépiscopale de M. Dillon, archevêque de Narbonne (1762-1790); les autres se rattachent à l'administration diocésaine de M. Besaucèle, évêque constitutionnel de Carcassonne (1791-1793).

De tous les aumôniers cités dans les diverses périodes, quatre seulement sont morts dans l'exercice de leurs fonctions : M. François Dartiguelongue, en 1806 ; M. Jacques Bonnel, en 1816 ; M. Bonnaves, en 1867, et M. Roques, en 1881.

Indication de divers faits historiques concernant la Charité.

Achat, par le *bureau de l'aumône générale*, de la maison F. Bosquet, devenue la CHARITÉ *(maison et jardin, écurie, pâtu et membres dépendant de la maison de Me François Bosquet, notaire et greffier du diocèse).*

Date de la pièce originale, retenue par Pierre Falconis, notaire: 3 septembre 1635.

Date de la copie, collationnée par Clermont, notaire: 6 juillet 1674.

Prix d'achat: 5,300 livres.

Cette maison était destinée à *loger et entretenir les pauvres de la ville de Narbonne. — Elle sera appelée,* dit le contrat, *hôpital de la Charité, à l'instar de celle de Lyon, conformément aux ordonnances du roi et règlements de ladite Charité de Lyon.*

Le bureau de l'aumône générale, organisé en 1632, tenait ses séances à l'archevêché. Après l'achat de la maison F. Bosquet, les réunions n'eurent lieu à l'archevêché que lorsque l'archevêque était présent. Pendant son absence, elles eurent lieu dans la maison nouvellement acquise. C'est ce qui résulte d'une délibération du bureau de l'aumône générale, du 13 juin 1636, où il est dit: « A été résolu que, Monseigneur étant présent, « le bureau se tiendra à l'archevêché; pendant son « absence, il se tiendra toujours dans la Charité. »

C'est sur l'emplacement de la maison Bosquet et de quelques maisons voisines achetées plus tard, que fut construit l'édifice actuel.

Le bureau de l'aumône générale est représenté dans le contrat par les personnes dont les noms suivent:

Claude de Rebé, archevêque et primat de Narbonne, conseiller du roi en ses conseils, commandeur de l'ordre du Saint-Esprit, président-né des états généraux de Languedoc;

Pierre Rouhart et Jean Ducup, chanoines de Saint-Just, députés du Chapitre;

Lazarin Carré, chanoine de Saint-Paul, député du Chapitre;

J.-F. de Chefdebien, consul; Guillaume de Pradel, consul; Jérôme Berre, docteur et avocat; Guillaume Mirepoix, bourgeois; députés, tous les trois, par le conseil général de la maison consulaire.

La création du bureau de l'aumône générale et l'achat de la maison Bosquet étaient considérés, au dix-septième siècle, comme les faits les plus anciens relatifs à la Charité. Dans un dénombrement des biens et fiefs de l'Hôpital-Général (1683-1687), il est dit que l'hôpital de la Charité fut fondé à Narbonne en 1632. Dans le résumé d'un discours prononcé le 27 février 1660 par François Fouquet, archevêque, il est dit que Claude de Rebé institua *un hôpital de la Charité distinct et séparé des autres*. Ces faits se rattachent évidemment à l'origine du bureau de l'aumône générale qui devint le premier élément de la Charité; toutefois, il est certain qu'une institution de bienfaisance existait, sous le même nom, à une époque bien plus ancienne. Dans l'abrégé des redevances féodales consenties en faveur des Hôpitaux de Narbonne, trois états concernent la *Caritat* pour les années 1416, 1473 et 1482. Un autre état, de même nature, concerne la *Caritat* pour l'année 1577. Deux registres, déposés à la maison consulaire, en 1653, par les directeurs de l'Hôpital Saint-Paul, concernent la *Charité,* et se rattachent, l'un à l'année 1533, l'autre à l'année 1269. Enfin, une pierre tumulaire, conservée au musée de la ville, atteste qu'une Charité existait à Narbonne en 1220. (Anno domini MCCXX kalendis julii obiit Petrus de Volta qui dimisit Karitati civitatis Narbonae...) Ces dates ne nuisent assurément ni à l'œuvre utile de Claude de Rebé, qui fonda le bureau de l'aumône générale ; ni au zèle du cardinal de Bonzy, qui fonda l'Hôpital-Général ; ni à la générosité de M. de Beauvau, qui consacra un fonds considérable à la construction de l'édifice actuel ; toutefois, ces dates rétablissent les faits dans leur vérité, et peuvent mettre sur la voie pour de plus amples recherches. C'est dans ce but que nous les notons.

Les nouvelles recherches faites sont indiquées dans l'article suivant.

Origine de la maison actuelle de la Charité, indiquée au sujet d'un document relatif aux contestations des hôpitaux avec l'ordre de Saint-Lazare. — La Charité ancienne et la nouvelle Charité.

Documents se rattachant aux contestations des hôpitaux de Narbonne avec l'ordre de Saint-Lazare, et contenant divers renseignements relatifs à l'origine de la Charité.

L'édit du mois de décembre 1672 ayant autorisé l'ordre de Saint-Lazare à réclamer les établissements charitables où l'hospitalité n'était pas exercée *suivant les conditions de leur fondation*, des réclamations furent adressées, au sujet de l'ancienne Charité, dont le fief était, depuis longtemps, réuni à l'hôpital Saint-Paul. Ce dernier hôpital étant pour les malades, l'ancienne Charité n'existant plus et la Charité nouvelle, très différente de l'ancienne, étant un asile pour les pauvres, les agents de l'ordre de Saint-Lazare virent dans cette situation un motif suffisant pour justifier leurs demandes. Il leur fut répondu que l'aumône de l'ancienne Charité n'avait pas cessé d'être faite dans la ville, puisque le chapitre Saint-Just, l'hôpital Saint-

Paul et la nouvelle Charité y avaient successivement pourvu, et continuaient d'y pourvoir. La réunion des établissements ayant eu lieu d'une manière régulière, et l'aumône étant distribuée comme dans le passé, on en concluait que la demande de l'ordre de Saint-Lazare devait être repoussée, dans un moment surtout où l'hôpital Saint-Paul ayant de grandes charges, pouvait à peine suffire à ses besoins. L'édit du mois de mars 1693, qui sépara de l'ordre de Saint-Lazare les établissements hospitaliers, et les arrêts du Conseil qui en réglèrent l'application, de 1693 à 1697, ayant mis fin à tous les différends, les réclamations concernant l'ancienne Charité furent sans base et restèrent sans résultat.

De quelques explications contenues dans ce document et d'un examen attentif de toutes les pièces et de tous les registres des archives, il résulte que Claude de Rebé, archevêque de Narbonne, fut le vrai fondateur de l'hospice actuel de la Charité. Avant cet archevêque, il y avait eu, dans un autre quartier de la ville, en Cité, un ancien bureau d'aumônes, appelé *Charité* et *Charité commune,* où étaient distribuées, depuis l'année 1200, les aumônes du chapitre Saint-Just et celles que les particuliers y envoyaient; mais il n'avait existé, à aucune époque, en dehors des hôpitaux de malades, un asile particulier pour les vieillards pauvres. On distribuait du pain aux pauvres de la ville; on ne songeait pas à les réunir dans un établissement spécial. Depuis l'union de l'ancienne Charité à l'hôpital Saint-Paul, qui avait eu lieu, en 1338, à l'époque où les Consulats de Bourg et de Cité furent réunis par lettres patentes de Philippe VI, le nom de cet ancien bureau d'aumônes était seul conservé, dans les registres des notaires (1) et dans les comptes des trésoriers, pour la constatation et la perception des droits seigneuriaux transmis à l'hôpital Saint-Paul. Les chapitres des églises distribuaient leurs aumônes particulières; les consuls distribuaient les aumônes de la ville par l'intermédiaire de l'hôpital Saint-Paul; l'organisation générale manquait. Claude de Rebé, réunissant toutes les libéralités éparses, souvent mal faites, et réglant leur emploi dans un bureau central, constitué sous sa présidence, créa le bureau de l'aumône générale, en 1632, et ouvrit pour les pauvres de la ville, en 1635, un asile spécial (2). Il assura une rente annuelle de six cents livres et de cent cinquante

---

(1) Reconnaissances de Goti, en 1473, de Jehan Contadis, en 1482, et de Dureau, en 1533.

(2) Achat de la maison F. Bosquet, devenue la *Charité*. Cette maison était destinée à *loger et entretenir les pauvres de la ville de Narbonne. — Elle sera appelée hôpital de la Charité.* Acte du 3 septembre 1635, devant Pierre Falconis, notaire.

setiers de blé; il engagea les chapitres des églises, la ville, le diocèse, à contribuer au succès de la création nouvelle, et la Charité fut fondée. Les successeurs de Claude de Rebé et les grands bienfaiteurs de l'établissement ont continué et agrandi l'œuvre; mais l'idée première, la fondation réelle appartient à cet éminent prélat. Elle est d'autant plus digne de remarque, à la date de 1632-1635, qu'elle précéda de plusieurs années la fondation faite à Paris, en 1653, sous la direction de saint Vincent de Paul, de l'hôpital des pauvres vieillards, dont l'origine offre quelque analogie avec celle de la Charité, et dont la règle et l'ordre admirables firent naître la pensée d'établir l'hôpital général de Paris. Ce rapprochement de dates et de grands noms relève le mérite de la fondation faite à Narbonne, et la fait considérer sous son vrai jour.

Nous constatons avec bonheur qu'un pareil souvenir a été consacré, et que l'acte de Claude de Rebé a été honoré, à la Charité, par un monument épigraphique, comme l'avaient déjà été à l'Hôtel-Dieu les grands bienfaits de François Fouquet, de François de Beauvau, de François de Pradel et de François de Tourbes. Un pays s'honore et s'élève en honorant ses bienfaiteurs.

*Construction de la façade de la Charité avec une
somme d'argent donnée par René-François de Beauvau, archevêque de Narbonne.*

Compte, en recette et en dépense, du fonds donné
par l'archevêque R.-F. de Beauvau.

Au mois d'avril 1739, l'archevêque désirant terminer
la nouvelle bâtisse de l'Hôpital-Général, remit à
M. Vaquier, caissier de la province, un billet de
25,000 livres, qui fut payé par M. Gayraud, receveur des
tailles du diocèse. Cette somme et les deux suivantes,
— 1º 2,000 livres environ, payées à l'archevêque pour
les prêts de semences qu'il avait faits à diverses com-
munautés du diocèse; 2º 3,000 livres provenant d'une
vente de bois de charpente et d'un remboursement opéré
par les entrepreneurs de la bâtisse, — formèrent un
fonds de 30,000 livres environ, dont M. Devilla fut
chargé de surveiller l'emploi.

Le compte qu'il présenta, le 19 mars 1751, se divi-
sait ainsi qu'il suit :

Recettes.........	30,020 l. 6 s. 10 d.
Dépenses	28,825 l. 5 s. 1 d.
Reste.....	1,195 l. 1 s. 9 d.

Le compte de M. Devilla a pour titre: *État de recette et dépense faites pour la construction du corps de logis ou devant de l'hôpital de la Charité.* Ce compte est clos et arrêté, à l'Hôpital-Général, par MM. Maleterre, Bouzigues, Jousfret et Devilla.

La façade de l'intérieur de la cour, où se trouve la chapelle, ne coûta guère plus que la façade extérieure, à une époque où les matériaux et la main-d'œuvre étaient à bas prix. C'est ce qui résulte d'un devis cité dans l'article suivant, relatif à un don fait, en 1763, pour les balustrades en fer qui devaient être placées aux arceaux des deux tribunes, dans la chapelle.

Don, par une personne charitable, d'une partie de la somme nécessaire pour faire quatre balustrades en fer destinées à être placées aux arceaux des deux tribunes, dans la chapelle de la Charité. — Les balustrades en fer furent faites par Guillaume Simon, serrurier, sous la direction de M. Nauton. Poids du fer entré dans les balustrades: 875 livres. Prix du fer: 6 sous la livre. Le prix total étant de 262 livres 10 sous, dont le quart avait été payé antérieurement par une personne charitable, le trésorier n'eut à payer que 197 livres 17 sous 6 deniers, ainsi que le constate une pièce datée du 2 mai 1763, et signée par M. Nauton.

L'architecte qui fit ce travail, M. Nauton, ancien

administrateur des hôpitaux, est le même inspecteur des travaux publics du diocèse de Narbonne, qui avait fait les devis et dirigé tous les travaux du chemin de Narbonne à Saint-Pons. Il avait fait le plan et dirigé la construction de l'aile de la Charité où se trouve la chapelle actuelle; travail considérable, dans lequel entrèrent les grands blocs de pierre que l'on remarque dans la façade de la cour, et dont le prix, cependant, ne dépassa guère trente-six mille livres (1), à une époque où les matériaux et la main-d'œuvre étaient à bas prix.

Autographe de saint Vincent de Paul. Arrivée des premières sœurs à Narbonne et fondation de François Fouquet, archevêque de Narbonne, pour établir trois sœurs dans l'hôpital Saint-Paul.

Lettre adressée par saint Vincent de Paul à Mademoiselle Legras (Louise de Marillac), première supérieure des filles de la Charité.

---

(1) Prix établi par le toisé définitif de M. Nauton. 34,672 liv. 6 s.
Gratification accordée aux entrepreneurs.... 1,500 »

TOTAL.............. 36,172 liv. 6 s.

Cette lettre est la deuxième du père des pauvres que possède la maison des pauvres par excellence, la Charité de Narbonne. Elle fut trouvée, peu de temps après l'époque où venait d'être inscrite dans l'inventaire une autre lettre de saint Vincent, que la sœur Cabane, alors supérieure de l'établissement, nous avait remise, en 1856, pendant l'impression du deuxième volume du Classement des archives, comprenant les papiers modernes. La communauté de Paris ayant prescrit des mesures, l'année suivante, pour trouver les papiers qui se rattachaient à la vie de saint Vincent, la deuxième lettre fut le fruit des recherches.

A la place de la date, on lit ces mots: *De Saint-Lazare, ce lundy au soir*. Signature: *Vincent de Paul*.

Aucune désignation spéciale de mois et d'année ne se trouvant dans le texte, les observations déjà faites sur l'époque présumée où fut écrite la première lettre, datée aussi de Saint-Lazare, s'appliquent avec la même force à la deuxième. Saint Vincent n'étant pas allé à Saint-Lazare avant l'année 1632, et le jour de son entrée dans cette maison célèbre, le 8 janvier de la même année, étant fixé par des documents authentiques, il en résulte qu'aucune pièce écrite de la main de saint Vincent et datée de Saint-Lazare ne peut être antérieure à 1632.

Ce deuxième autographe, placé, comme le premier, dans un portefeuille spécial, est confié aux soins pieux et dévoués de la supérieure de la Charité. Il est bien à sa place dans de telles mains, et dans une maison vraiment sainte, à laquelle peuvent être appliquées avec justice les lignes écrites, il y a plus d'un siècle, en 1748, par un biographe de saint Vincent, au sujet de l'hôpital des pauvres vieillards de Paris: « La paix que Vin-« cent de Paul y a établie, y subsiste toujours; on n'y « éprouve ni hauteur, ni esprit de domination, et celles « qui sont chargées de cette bonne œuvre disent encore, « comme le disoit autrefois la pieuse Louise de Marillac; « *Les pauvres sont nos frères et nos maîtres.* »

Belle parole d'une vraie fille de la Charité, servante des pauvres!

Trois filles dévotes de Paris, venues à Narbonne, sur la demande de François Fouquet, archevêque, pour assister les pauvres, logèrent à la Charité. Deux d'entre elles furent reçues dans cet établissement, en attendant qu'on les mît à l'hôpital Saint-Paul; *elles portèrent leur lit et ne furent pas à charge pour la dépense.* La troisième resta à la Charité pour instruire les pauvres de la maison.

Date: 17 octobre 1659. Signature: Breton, vicaire-général.

Le fait indiqué dans ce document est l'arrivée modeste à Narbonne des premières filles de la charité de Saint-Vincent de Paul, dont l'Ordre devait faire tant de bien, et donner au monde de si grands exemples de dévouement et de vertu.

Les premières sœurs arrivées de Paris se nommaient Françoise Carcireux, Anne Denoual et Marie Dhesses. La lettre d'obédience qu'elles apportèrent, datée de Paris le 12 septembre 1659, était signée par Vincent de Paul, supérieur général, et par M. Antoine Portail, secrétaire, ainsi que le constate le texte reproduit ci-dessous, dans une note (1).

---

(1) Vincent de Paul, Supérieur général de la Congrégation de la Mission et Directeur de la Confrérie et Communauté des filles de la Charité, seruantes des pauures malades des paroisses, establie en cette ville de Paris et autres lieux de ce royaume, à nos tres-chères et bien aimées filles en Jésus-Christ nostre Sauueur, Françoise Carcireux, Anne Denoual et Marie Dhesses, filles de la dite Confrérie et Communauté de la Charité, Salut en la dilection de nostre Seigneur. Monseigneur l'Illustrissime et Réuérendissime Archeuesque de Narbonne nous ayant fait l'honneur de nous domander trois filles de la dite Communauté pour assister les pauvres malades de la dite ville, Nous, désirant satisfaire au commandement de mon dit Seigneur, et estant bien informez de vostre probité, zèle, capacité et fidélité en ce qui regarde le seruice des pauures et l'observance de vos règlemens, vous auons destinées et envoyées, et par ces présentes vous destinons et enuoyons à mon dit Seigneur pour l'effet que dessus ; vous mandant de vous rendre au plus tost en la dite ville de Narbonne, pour y receuoir les ordres que mon dit Seigneur vous y donnera, et y garder la manière de viure que vous avez accoutumée dans les autres lieux, où vous auez esté employées pour la mesme fin, et conformément à vos dits règlements ; priant Dieu ce pendant qu'il bénisse vostre voyage, vous tienne toujours en sa protection, et vous remplisse de

François Fouquet, archevêque de Narbonne, donne une rente annuelle de six cents livres destinée à l'établissement, dans l'hôpital Saint-Paul, de *trois filles religieuses hospitalières, pour le service des pauvres de l'hôpital et économie de la maison, sous la direction et par les ordres de MM. les directeurs du bureau.*

Un don de mille livres est fait en même temps aux sœurs, par le même archevêque, *pour leur ameublement et autres choses qui pourront leur être nécessaires.*

Date: 22 janvier 1673. Signature: *Gaubert,* notaire et secrétaire de l'hôpital Saint-Paul.

Missels narbonnais imprimés à Narbonne de 1658 à 1778.

Missels narbonnais, publiés et imprimés à Narbonne, sous les archevêques Claude de Rebé et Arthur-Richard Dillon. Exemplaires appartenant à la Charité.

---

ses grâces et bénédictions. Et pour donner plus de créance et d'authorité à tout ce que dessus, nous auons signé les présentes de nostre main, fait contresigner par nostre secrétaire, et y apposer nostre sceau ordinaire à Paris le douziesme jour du mois de septembre l'An mil six cens cinquante neuf.

Vincentius a Paulo jndignus Sup^r Gen^{lis} Cou^{nis} Missionis.

(Place du cachet.)

A. Portail, secretarius.

Le plus ancien de ces missels publié en 1658, sous Claude de Rebé, par Guillaume Besse, est suivi d'un supplément publié par le même éditeur, en 1713, sous Charles Le Goux de la Berchère. Le missel de Claude de Rebé et le supplément de Charles Le Goux de La Berchère, reliés ensemble, ne forment qu'un seul volume.

Le missel publié sous Arthur-Richard Dillon, par Jean Besse, forme un volume séparé se rattachant à l'année 1778.

Origine de la Miséricorde, indiquée au sujet d'une délibération des dames de la Miséricorde, qui administraient les biens des pauvres honteux.

Marie-Thérèse d'Auderic de Lastours, *trésorière des biens des pauvres honteux,* en 1790, annonce à ses compagnes, les *dames de la Miséricorde, directrices des biens des pauvres honteux,* réunies sous la présidence de M. Martin, chanoine théologal, qu'à cause de son grand âge, elle ne peut plus continuer l'exercice de ses fonctions. Elle indique pour la remplacer, et prie ses compagnes de nommer Catherine-Marie-Thérèse

Martin, épouse de M. Angles, conseiller en la souveraine Cour des comptes, aides et finances de Montpellier. Sur cette indication, et après avoir témoigné sa reconnaissance pour l'excellente gestion de Mademoiselle de Lastours, dont le zèle pour les pauvres provoque l'expression d'une vive sympathie, l'assemblée nomme trésorière Madame Martin, épouse de M. Angles, et lui donne les pouvoirs les plus étendus pour administrer, à la condition cependant de rendre, chaque année, un compte des recettes et des dépenses qu'elle aura faites.

En abandonnant des fonctions qu'elle exerçait avec beaucoup d'exactitude, depuis le 16 avril 1773, Mademoiselle de Lastours recommande aux dames de la Miséricorde les *quatre sœurs grises occupées à présent à servir les pauvres honteux avec tout le zèle possible*. La dotation individuelle des trois sœurs, pour la nourriture et l'entretien, ayant été fixée à deux cents livres, le 15 avril 1771; le prix des objets de consommation ayant beaucoup augmenté depuis lors, et la dotation d'une quatrième sœur, arrivée après l'année 1771, étant déjà fixée à trois cents livres, Mademoiselle de Lastours demande que la somme attribuée à chacune des trois anciennes sœurs soit portée à ce même chiffre de trois cents livres. La dotation collective serait ainsi, pour les quatre sœurs réunies, de douze cents livres;

mais comme les sœurs grises reçoivent, chaque année, du clergé, une rente de trois cent vingt livres provenant d'une ancienne fondation de François Fouquet, archevêque de Narbonne, la somme à payer annuellement par la trésorière des pauvres honteux ne s'élèverait en réalité qu'à huit cent quatre-vingts livres. Accueillant avec faveur cette proposition, l'assemblée décide qu'une somme de huit cent quatre-vingts livres sera portée, chaque année, en dépense dans le compte de la trésorière.

Date: 2 mars 1790. Signatures du président, des dames de la Miséricorde, de deux témoins et du notaire, dont les noms suivent:

Martin, vicaire général, président.

Marie-Thérèse de Lastours, La Maison Fort de Saint-Félix, de Mialhe, Daffis d'Augier, d'Augier Gillabert, Boutes Guy, Thérèse d'Aragon, Anne d'Aragon de Fitou, Thérèse Guy, Guy Lasserre, Thérèse Auran, Martin d'Angles, Molinié Dureau et la comtesse d'Aragon de Fitou, dames de la Miséricorde;

Paul Bardy, avocat, et Joseph Védrine, témoins; Maupel, notaire.

Dans la rente de trois cent vingt livres, servie annuellement par le clergé, il faut voir un débris de celle de quatre cents livres que François Fouquet avait constituée sur le clergé de Narbonne pour l'établissement de trois filles de la Charité dans son diocèse. La différence entre les deux chiffres provient de la réduction, au denier vingt-cinq, d'une rente qui était primitivement au denier vingt.

Dans la réunion des dames de la Miséricorde, il faut voir une suite de cette *confrérie de la Charité,* anciennement établie à Narbonne, et sous la protection de laquelle François Fouquet, archevêque, plaçait, il y a deux siècles, les trois filles de la Charité qu'il établissait dans le diocèse :

« Pour ce qui est du temporel, est-il dit dans l'acte de cette fondation (1), en ce qui concerne la nourriture et le traitement des pauvres malades, les dites filles seront entièrement soumises aux dames officières de la *confrérie de la Charité anciennement establie dans la ville de Narbonne,* desquelles et particulièrement de la supérieure elles exécuteront ponctuellement les ordres pour la réception et le congé des malades, auxquels elles feront cuire les viandes, porteront les bouillons, prépareront les remèdes et médecines, distribueront aussi toutes les douceurs et commodités qui leur seront fournies par les dites dames...

---

(1) 8 novembre 1670. Gilles Roussel et Louis Coutelier, notaires garde-notes du roi au Châtelet de Paris.

« La sœur servante à laquelle les dames officières de la Charité adresseront toutes les commissions pour les pauvres, aura soin de tenir un mémoire de la recette et de la dépense de toutes les provisions et aumônes qui leur auront esté confiées pour les distribuer aux pauvres, et à la fin de chaque mois, elle aura soin de porter le dit mémoire à la trésorière de la dite confrérie des dites dames de la Charité. »

Des dames pour administrer, et des sœurs pour secourir les pauvres, telle fut donc l'œuvre de la Miséricorde à son origine. Une grande part du mérite de cette œuvre appartient, comme on voit, à François Fouquet, dont le nom a le privilège de pouvoir être glorifié à la fois dans les hôpitaux de la ville et à la Miséricorde.

La chapelle de l'Hôtel-Dieu, d'après les archives de la confrérie des Pénitents blancs, à laquelle cette chapelle a appartenu.

C. 56. — Louis de Vervins, archevêque de Narbonne, accorde aux Pénitents blancs, dont la chapelle était située à côté de l'hôpital Saint-Paul, l'autorisation de sortir en procession, et de faire porter, chaque année, le saint sacrement par un prêtre, sous un dais. Quarante jours d'indulgence sont accordés aux Pénitents blancs et aux fidèles des deux sexes qui assisteront à la procession.

Date : 20 avril 1643.

Les Pénitents blancs de Narbonne, établis primitivement dans l'église des Cordeliers et constitués en confrérie régulière par le cardinal de Joyeuse, archevêque de Narbonne, s'étaient établis, en 1592, dans une petite chapelle, voisine de l'hôpital Saint-Paul. Tous les ans, pendant l'octave de la Fête-Dieu, ils faisaient une procession; mais le saint sacrement n'y était pas encore porté. Désirant obtenir l'autorisation nécessaire, Claude Rathery, prieur, Jean Vignes, sous-prieur, et leurs confrères, adressèrent une supplique à l'archevêque de Narbonne, qui répondit favorablement, ainsi que le constate la pièce en latin classée sous ce numéro.

Depuis cette époque, la procession sortit, chaque année, avec le saint sacrement. Les consuls de la ville y assistaient toujours : *Defertur etiam* (Eucharistiæ sacramentum) *processionaliter per urbem die dominica infra octavam Corporis Christi cum decentia, et Consules civitatis semper deferunt umbellam.* (Visite de Claude de Rebé dans la chapelle des Pénitents blancs. C. 58).

C. 57. — **La chapelle** étant insuffisante pour les besoins de la confrérie, les Pénitents blancs décident, en 1618, d'en faire une plus grande, qui serait construite en partie sur le fonds de l'hôpital. Ils font à cet égard, avec les consuls de la ville, *administrateurs des hôpitaux*, une transaction, dans laquelle les autorisations nécessaires leur sont accordées.

Les consuls consentent à la construction projetée, sous les conditions suivantes:

1º Les Pénitents blancs feront bâtir une chapelle pour les pauvres de l'hôpital, à l'endroit où était le four;

2º Le saint sacrement sera exposé, chaque année, par les Pénitents blancs, depuis le dimanche des Rameaux jusqu'au dimanche de *Quasimodo*, et les aumônes versées dans le bassin, pendant ce temps, seront données à l'hôpital. Dans le cas où les Pénitents désireraient n'exposer le saint sacrement que pendant huit jours, ils seraient tenus de payer à l'hôpital une somme de vingt livres de rente annuelle, à titre d'albergue, et d'attribuer à cet établissement tout l'argent qui serait donné aux bassins pendant les huit jours;

3º La construction nouvelle ne pourra *préjudicier aux droits des sépultures, fondations et messes de dévotion, qui sont en la dite église;*

4º Enfin, les Pénitents « ne pourront bastir à dix
« pans de la muraille où sont les fenestres du dortoir
« des hommes et du dortoir des femmes du costé du
« vent de cers, et quand on voudra bastir le degré à
« repos au bas de la basse cour du dit hospital, devers
« cers, les Pénitents ne le pourront empescher soubs
« prétexte de leur entrée du costé de la dite basse
« cour. »

Le point indiqué dans ce dernier paragraphe, est le
terrain qui, après avoir été converti ultérieurement en
jardin par les Pénitents blancs, est devenu, de nos jours,
une petite cour de l'hôpital, située entre le laboratoire
de la pharmacie et le quartier des femmes.

La ville est représentée, dans cette transaction, par
MM. Paul de Brunet, sieur de Cedellan, baron de
Bouisse, Louis Molins, Guillaume Mallard, Jacques
Fillère, Guérin Lacan et Jacques Castel, consuls.

Les Pénitents blancs sont représentés par MM. Antoine
Robert, prieur ; Bessière, sous-prieur ; Hiérosme de Cas-
tilhon, sieur de Saint-Martin de Toques, et François
Lenoir, députés de la compagnie des Pénitents blancs.

M. Paul de Cogomblis et M. François de Cogomblis
assistent, comme témoins, au contrat, qui est passé dans
le petit consistoire de l'hôtel de ville.

Date : 26me jour de mars 1618. Notaire : Jean Senty.

C. 58. — Visite de Claude de Rebé, archevêque de Narbonne, dans la chapelle *Notre-Dame des cinq plaies*, où la confrérie des Pénitents blancs était fondée au nom de Jésus. Renseignements divers sur la confrérie et sur la chapelle.

La date de la construction de la chapelle est fixée à l'année 1620, dans ce passage, qui contient la réponse des Pénitents à une question de Claude de Rebé: *Inquisivit utrum consecrata fuerit dicta capella? Responderunt fuisse œdificatam anno domini millesimo sexcentesimo vigesimo, et cum venia et auctoritate domini Archiepiscopi, per Magistrum Olivier, ejus eleemosinarium, fuisse benedictam.* La visite de Claude de Rebé ayant eu lieu, en 1637, à une époque assez rapprochée de l'année où la chapelle avait été bénie, les souvenirs durent être fidèles. La date de 1620, pour la construction de la chapelle, peut donc être considérée comme certaine.

Date de la visite de Claude de Rebé: 4 avril 1637.

Après ce renseignement, nous pouvons ajouter qu'une porte en marbre fut construite pour les Pénitents blancs, en 1588, ainsi que le constate un acte du 26 janvier 1588, de Boissière, notaire à Narbonne, dont les papiers sont conservés dans les Archives de Me Favatier (Archives de l'Aude).

Les personnes dont les noms suivent étaient présentés et signèrent l'acte:

Noble Philippe de Reboul, sieur de la Baute, écuyer, citoyen de Narbonne, prieur des Pénitents blancs; Benoît Fabre, sous-prieur, Me Rathery, conseiller du Roy et procureur de Sa Majesté à Narbonne, Jean Fabre, Barthélemy Léonnard, sieur de La Motte, et Paul Vignes, docteurs et avocats en la Cour, députés de la Compagnie des Pénitents, et Pierre Dumas, marbrier de Puisserguier.

Prix de la porte en marbre: mille livres.

C. 59.— Document constatant que le pape Innocent X accorda, en 1650, une indulgence plénière aux Pénitents blancs et aux autres fidèles qui visiteraient la chapelle des frères Pénitents blancs, le jour de la fête de la Circoncision.

Date du document contenant mention d'une bulle du pape Innocent X sur ce point: 30 décembre 1650. — Signature: *Dauceresses*, prieur; *Boutes*, sous-prieur.

C. 60. — Les Pénitents blancs font démolir la voûte du chœur de leur chapelle, qui menace ruine, et en confient les travaux à Lacroix, Lechien et Lacayre, entrepreneurs. Après avoir pris toutes les précautions nécessaires pour conserver un retable d'autel, de grand prix, ils font construire un *plafond ou lambris*, dont l'exécution est confiée à Arthur Legoust pour la sculpture et à Lapierre pour la menuiserie. Les dorures sont confiées à Antoine Lavergne, maître doreur.

Votée à deux reprises, sous Guillaume Fabre, prieur en 1654, et sous Charles de Cathelan, prieur en 1655, la démolition de la voûte ne fut commencée, faute de fonds suffisants, qu'en 1657, la confrérie étant représentée, dans le contrat passé à cette époque, par MM. Paul Vignes, docteur et avocat, prieur; Pierre Boissière, sous-prieur; Charles de Cathelan, conseiller du roi, viguier et juge de Narbonne; Guillaume Fabre et Pierre Rathery, conseillers du roi, receveurs des tailles du diocèse; Claude de Mayal de Pechségur, coseigneur de Cuxac; Barthélemy de Léonnard, docteur et avocat; Valentin Darnaud, docteur et avocat; Gabriel Bilhard, Guillaume Cassan, Gabriel Fétard et François Loys, tous frères Pénitents. — Date: 6 avril 1657. Notaire: Chopy.

Les réparations faites, en quelques années, dans la chapelle, coûtèrent près de trois mille livres, somme considérable pour l'époque. Commencés en 1657, sous Paul Vignes, prieur, les travaux d'embellissement furent continués, de 1658 à 1663, sous les prieurs dont la désignation suit: Paul de Massia, en 1658; Paul de Juer, sieur Deldoul, en 1659; Hercule de Trégoin, sieur de Malvésy, en 1660; Antoine Léonnard, en 1661; Jean-Pierre de Trégoin, en 1662, et Jean Dautemar, sieur de Pradines, en 1663.

Un autre voûte, construite en 1723, a été remplacée par la voûte actuelle, en 1860, après une durée de cent trente-sept ans.

Souhaitons une durée plus grande encore à l'œuvre nouvelle, pour le bien des pauvres, l'honneur de la ville et la gloire de notre pays.

C. 61. — Visite de la chapelle des Pénitents blancs, par François Fouquet, archevêque de Narbonne. Date: 7 décembre 1660. — L'archevêque est accompagné par Messire Antoine Léonnard, *conseiller du roi, visiteur général des gabelles du Languedoc, premier consul et prieur de la dévote confrérie des Pénitents blancs.*

C. 62. — Renseignements divers sur la chapelle de l'Hôtel-Dieu, d'après les documents conservés dans les archives des Pénitents blancs:

1o Construction d'une balustrade en marbre, devant le sanctuaire, et pavage en marbre de tout le sanctuaire de la chapelle, en 1738, M. Jean Tapié, chanoine de Saint-Paul, étant prieur des Pénitents blancs;

2º Construction d'une tribune avec corniche en pierre, au fond de l'église, en 1749, M. Louis de Solas de Montlaurès, et M. Charles de Fournas de Labrosse étant prieurs, le premier en 1748-1749, le deuxième à dater du 8 septembre 1749;

3º Construction d'un autel en marbre, en 1752-1753, M. Charles-Baptiste de Léonnard, visiteur des gabelles, et M. Hyacinthe Dauceresses étant prieurs, l'un en 1752, l'autre en 1753;

4º Pose, des deux côtés de l'église, d'une corniche en pierre et de piliers avec incrustations de marbre, pour mettre toute les parties de l'église en harmonie avec la grande tribune du fond, travaux projetés et exécutés sous les prieurs Arthur-Richard Dillon, archevêque (1778), le marquis de Bon, président du conseil souverain de Perpignan, ancien intendant du Roussillon (1779), et Louis de Postic, vicaire général (1780), avec le concours d'une commission composée des quatre Pénitents dont la désignation suit : Michel Roy, prieur des Carmes; Jean Figeac, Bernard Figeac et Pierre Cadas;

5º Pose de Balustrades en fer aux tribunes latérales, en 1782, M. Paul Reveilhon, conducher de Saint-Paul, étant prieur;

6º Construction, en 1788, d'un nouvel autel en mar-

bre dans le sanctuaire (celui qui existe aujourd'hui),
sous la direction d'une commission composée des
Pénitents dont la désignation suit: Jean Figeac, ingénieur; Bernard et Charles Figeac frères, Izombard, le
marquis de Gléon, d'Augier, chanoine de Saint-Paul,
et d'Augier, syndic de la confrérie;

7° Composition de divers tableaux pour la chapelle
des Pénitents blancs, à dater de l'année 1782, par
M. Gamelin, directeur de l'académie de peinture de
Montpellier, pour orner les parties laissées vides entre
les piliers nouvellement construits. On indique divers
sujets au peintre, en laissant du reste toute latitude à
l'imagination de l'artiste. Les tableaux furent faits en
trois ans, et furent payés, par fractions annuelles de
trois cents livres, au prix de *trois mille livres en dix
ans, sans intérêt*, conformément à la demande modérée
et à l'offre généreuse de M. Gamelin. On consacra au
payement mille livres provenant d'un legs de M. Dominique d'Augier, cinq cents livres données spontanément
par M. Michel, et une rente annuelle de vingt-quatre
livres offerte par M. Reveilhon. Le reste fut payé, au
moyen de quelques dons volontaires et d'un prélèvement
de fonds sur les ressources ordinaires.

L'exécution des tableaux, de 1782 à 1785, et leur
payement, de 1782 à 1790, eurent lieu sous les prieurs

dont la désignation suit : Paul Reveilhon, conducher de Saint-Paul (1782-1783) ; le chevalier de Viguier, maire de Narbonne (1783-1784) ; Étienne de Guy, chanoine de Saint-Just (1784-1785) ; Pierre-Raymond Benezech, avocat en parlement (1785-1786) ; Anduze, chanoine de Saint-Sébastien (1786-1787) ; Marc de Cesseras, chevalier de Saint-Louis (1787-1788) ; Augustin Mareschal, vicaire général (1788-1790) ; Guillaume-Louis de Bon (1790-1792).

Les deux tableaux de M. Gamelin, représentant quelques traits historiques de la vie de saint Louis, n'étaient point compris dans le nombre des tableaux terminés en 1785. Ils furent faits plus tard. Ainsi que nous l'avons déjà constaté, ces tableaux, pour lesquels M. Gamelin reçut dix-huit cents livres, furent donnés à l'Hôtel-Dieu, en 1812, par deux personnes pieuses et bienfaisantes, qui désirèrent rester inconnues. Placés dans la nef, au centre des piliers de marbre qui furent construits à la fin du dernier siècle, ils ornent avec beaucoup de convenance la chapelle de l'Hôtel-Dieu, et ont l'avantage, toujours apprécié dans un établissement charitable, d'honorer la mémoire d'un peintre du pays et de rappeler le souvenir d'un bienfait.

———

ANNEXE

OUVRAGES DE L'AUTEUR

SUR DIVERSES QUESTIONS D'INTÉRÊT PUBLIC

OUVRAGES SUR LA QUESTION VINICOLE.

État actuel de la question vinicole, dans ses rapports avec la consommation intérieure. — In-8º, Paris, Ledoyen, 1843.

Pétition des propriétaires de vignes de l'arrondissement de Narbonne adressée aux Chambres législatives. Session de 1843-1844. — In-4º, Narbonne, Caillard, 1843.

Observations du Comité central des délégués vinicoles sur les articles 10 et 11 du Budget, Paris le 26 février 1844. — Paris, E. Brière, imprimeur, rue Sainte-Anne. In-8º, 1844. Ce rapport de M. Hippolyte Faure fut approuvé par le Comité central des délégués vinicoles, qui en vota l'impression (1).

---

(1) Noms des membres qui composaient le comité central des délégués vinicoles à Paris : MM. BEAU jeune, délégué du commerce des vins de la Seine ; MICHEL BERTON, délégué du Lot ; le marquis DALON, délégué de la Gironde ; HIPPOLYTE FAURE, délégué de l'Aude ; le docteur FOISSAC, délégué du Lot ; le chevalier DE FOLMONT, délégué du Lot ; le comte DE GRAVE, délégué de l'Aude ; LAMBERT DE SAINTE-CROIX, délégué de l'Aude ; AMÉDÉE LARRIEU, délégué de la Gironde ; J. LESTAPIS, délégué des Basses-Pyrénées ; MATHIAS, conseiller à la Cour royale de Paris, délégué de la Côte-d'Or ; MICHAUD, délégué de la Côte-d'Or ; JULES OUVRARD, délégué de la Côte-d'Or ; le comte DE LA PANOUZE, délégué de la Dordogne ; ROCHEFORT DE PEYSSONNEL, délégué de l'Hérault ; SAUNHAC DU FOSSAT, délégué du Lot ; DE SAINT-LARY, délégué du Lot-et-Garonne ; DE SOYRES, délégué de la Gironde.

Question vinicole. Projet de pétition aux Chambres. — Bordeaux,
26 octobre 1844. — In-8°, Bordeaux, imprimerie de Lavigne,
rue de Tourny.

*Observations sur le projet de loi relatif à la surtaxe de l'alcool à
l'octroi de Rouen, présentées à la Chambre des Pairs, sous
forme de pétition, par M. Hippolyte Faure, délégué des propriétaires de vignes de Narbonne.* — In-8°, Paris, Dauvin et
Fontaine. — Rouen, Le Brument, libraire, quai de Paris, 1847.

*Observations sur le projet de loi relatif à l'emprunt de 25 millions et à la prorogation de la surtaxe des boissons à l'octroi
de Paris jusqu'en 1859, présentées à la Chambre des Députés,
sous forme de pétition, par M. Hippolyte Faure, délégué des
propriétaires de vignes de Narbonne.* — In-8°, Paris, Dauvin
et Fontaine, 1847.

*Lettre adressée à M. Arago, rapporteur de la Commission chargée
d'examiner le projet de loi relatif à l'emprunt de 25 millions
et à la prorogation de la surtaxe des boissons à l'octroi de
Paris, jusqu'en 1859, par M. Hippolyte Faure, délégué des
propriétaires de vignes de Narbonne.* — Paris, typographie de
Firmin Didot frères, imprimeurs de l'Institut. In-8°, 1847.

Deux votes de l'Assemblée nationale sur la question vinicole.
1er février 1849. — Narbonne, Caillard, 1849.

Examen du projet de loi relatif à l'impôt des boissons. — Paris,
15 septembre 1849, Dauvin et Fontaine. (C'est le projet présenté par M. Passy. — Répandue à profusion dans l'Assemblée nationale, cette brochure contribua puissamment au
rejet du projet de loi.)

*Coup d'œil rétrospectif sur la question vinicole. Documents divers
sur l'impôt et les surtaxes.* — In-8°, Narbonne, F. Caillard,
1891.

OUVRAGES SUR LE PORT DE LA NOUVELLE ET SUR LES LOIS DE 1845
ET DE 1846 RELATIVES AUX PORTS DE COMMERCE.

*La loi des ports et La Nouvelle. Mémoire adressé à M. le Ministre
des travaux publics par M. Hippolyte Faure.* (Paris, mai 1845.)
— Paris, au Comptoir des imprimeurs unis, quai Malaquais.
In-8°, 1845.

Note sur le port de La Nouvelle, au sujet de l'enquête sur le chemin de fer de Narbonne à Perpignan. — In-8º, Paris, Dauvin et Fontaine, 1846. Boulé, imprimeur, rue Coq-Héron.

Mémoire sur la loi des ports de 1846 et sur le port de La Nouvelle, adressé à M. le Ministre des travaux publics par M. Hippolyte Faure. — In-8º, 1846. Paris, Dauvin et Fontaine, libraires, passage des Panoramas. — Boulé, imprimeur, rue Coq-Héron.

OUVRAGES SUR LES CHEMINS DE FER.

Chemin de fer de Bordeaux à Cette. Embranchement de Narbonne à Perpignan. Mémoire adressé à M. le Ministre des Travaux publics sur la jonction nécessaire des deux chemins de fer à Narbonne, par M. Hippolyte Faure (30 avril 1853). — In-8º, Caillard, 1853.

Les chemins de fer de Narbonne dans leurs rapports avec les intérêts départementaux. (Juillet 1853). — In-8º, Narbonne, Caillard, 1853.

Chemin de fer de Bordeaux à Cette (cinquième section). Mémoire adressé à M. le Ministre des Travaux publics, en réponse au Mémoire de M. Carvallo, ingénieur en chef, par M. Hippolyte Faure, délégué du Conseil municipal de Narbonne (15 septembre 1853). — Paris, typographie de Firmin Didot frères. In-8º, 1853.

OUVRAGE SUR FONTFROIDE.

Recherches historiques sur l'abbaye de Fontfroide dans les archives départementales de l'Aude et les archives hospitalières de Narbonne. — In-8º, Narbonne, F. Caillard, 1894.

OUVRAGES SUR LES ARCHIVES DES HOSPICES ET SUR LES RÉSULTATS DE L'ASSISTANCE HOSPITALIÈRE EN EUROPE.

Hospices de Narbonne. Classement des archives antérieures à l'année 1790. — In-4º, Narbonne, Caillard, 1855.

Hospices de Narbonne. Classement des papiers modernes, faisant suite au Classement des archives antérieures à l'année 1790. — In-4o, Narbonne, Caillard, 1856.

Hospices de Narbonne. Supplément au Classement des archives antérieures à l'année 1790. Pièces données. Recherches nouvelles. — In-4o, Narbonne, Caillard, 1863.

Comptes moraux des hospices de Narbonne. Années 1874 à 1885. — 3 volumes in-8o, Narbonne, Caillard.

Situation administrative et financière des hospices de Narbonne, pendant l'année 1873. — In-8o, Caillard, 1874.

Situation hospitalière de la ville de Narbonne, pendant l'année 1874. — In-8o, Caillard, 1875.

Situation des hospices de Narbonne, pendant l'année 1875. — In-8o, Caillard, 1876.

Considérations sur la population, la mortalité et les dépenses, pendant l'année 1876. — In-8o, Caillard, 1877.

Observations sur la mortalité et les dépenses de l'année 1877. — In-8', Caillard, 1878.

État actuel des dépenses et de la mortalité, dans les hospices de Narbonne, pendant l'année 1878. — In-8o, Caillard, 1879.

Étude sur la situation administrative et financière des hospices de Narbonne et des hospices du Nord, pendant l'année 1879. — In-8', Caillard, 1880.

Étude comparée de la situation hospitalière et des subventions municipales, à Narbonne et dans le nord de la France. — In-8o, Caillard, 1881. (Première édition).

Étude sur l'administration hospitalière, à Narbonne, dans l'est de la France, dans l'Alsace-Lorraine, en Suisse et à Francfort. — In-8o, Caillard, 1882.

Étude sur l'assistance hospitalière à Narbonne, dans l'ouest de la France, en Allemagne et en Pologne. — In-8o, Narbonne, Caillard, 1883.

Étude sur les établissements hospitaliers, à Narbonne, à Rome, à Vienne, dans le centre, l'ouest, le Sud de l'Autriche et dans la France centrale. In-8o, Caillard, 1884. (Première édition).

Étude sur les œuvres hospitalières, à Narbonne, à Florence, à Milan, dans cinq départements de la France et dans le nord, le nord-est et l'est de l'Autriche-Hongrie. — (In-8°, Caillard, 1885. (Première édition).

Notes et documents sur les archives des hospices et sur les résultats comparés de l'assistance hospitalière, à Narbonne et dans une partie de l'Europe. — 6 vol. in-8°, Narbonne, Caillard, 1886-1887.

Étude sur les œuvres hospitalières, à Narbonne, en Angleterre, en Écosse, en Belgique, en Hollande, en Danemark, en Suède, en Norwège, en Italie, à Constantinople, Saint-Pétersbourg, Madrid, Athènes, Lisbonne, dans les départements de la Seine, de Seine-et-Oise, de Seine-et-Marne, d'Eure-et-Loir, de la Sarthe, et dans le nord, le nord-est et l'est de l'Autriche-Hongrie. — In-8°, Narbonne, F. Caillard, 1890. (Deuxième édition).

Étude comparée de la situation hospitalière et des subventions municipales à Narbonne et dans le nord de la France. — In-8°, Narbonne, F. Caillard, 1891. (Deuxième édition).

Les revenus des hospices et les subventions municipales. — In-8°, Narbonne, F. Caillard, 1892.

Résultats comparés de la mortalité et des dépenses dans l'Hôtel-Dieu de Narbonne et dans cinquante hôpitaux de l'Europe (Italie, Suisse, Autriche-Hongrie, Athènes, Constantinople, Russie, Allemagne, Angleterre, Écosse, etc.) — In-8°, Narbonne, F. Caillard, 1892.

Tableau comparé de la mortalité proportionnelle et du prix de revient de la journée dans la Charité de Narbonne et dans soixante-douze hospices de l'Europe (Belgique, Alsace-Lorraine, Suisse, Italie, Autriche, Lisbonne, Constantinople, Varsovie, etc.) — In-8°, Narbonne, F. Caillard, 1893.

Archives hospitalières de Narbonne. — *Documents divers sur l'histoire de Narbonne et de ses hospices.* — In-8°, F. Caillard, 1894. (Première édition).

Étude sur les établissements hospitaliers, à Narbonne, à Rome, à Vienne, dans le centre, l'ouest, le sud de l'Autriche et dans la France centrale. — In-8°, Caillard, 1890. (Deuxième édition).

Étude sur les établissements hospitaliers, à Narbonne, à Rome, à Vienne, dans le centre, l'ouest, le sud de l'Autriche et dans la France centrale. — In-8°, Caillard, 1895. (Troisième édition).

Étude sur les œuvres hospitalières, à Narbonne, en Angleterre, en Écosse, en Belgique, en Hollande, en Danemark, en Suède, en Norwège, en Italie, à Constantinople, Saint-Pétersbourg, Madrid, Athènes, Lisbonne, dans les départements de la Seine, de Seine-et-Oise, de Seine-et-Marne, d'Eure-et-Loir, de la Sarthe, et dans le nord, le nord-est et l'est de l'Autriche-Hongrie. — In-8°, Narbonne, F. Caillard, 1896. (Troisième édition).

Archives hospitalières de Narbonne. — *Documents divers sur l'histoire de Narbonne et de ses hospices.* — In-8°, Narbonne, F. Caillard, 1897. (Deuxième édition).

INDICATION DE DIVERSES LETTRES ET POÉSIES AMICALES ADRESSÉES A M. FAURE, AU SUJET DE DIVERS OUVRAGES.

Lettres amicales adressées à M. H. Faure. — 4 août — 10 septembre 1896. — In-8°, Narbonne, F. Caillard, 1896.

Nouvelles lettres amicales adressées à M. H. Faure. — 24 août — 15 novembre 1896. — In-8°, Narbonne, F. Caillard, 1896.

Poésies et lettres amicales adressées à M. H. Faure. — Décembre 1896. — In-8°, F. Caillard, 1897.

Nouvelles poésies et lettres amicales adressées à M. H. Faure. — Mars 1897. — In-8°, F. Caillard, 1897.

TABLE DES MATIÈRES

contrôle etc., on arriverait à un résultat, qui montrerait dans les sous additionnels du temps passé les remarquables prédécesseurs des décimes et des surtaxes de nos jours, pages 7 et 8.

Droit de marc d'or payé pour l'office héréditaire de changeur de monnaies. — M. Marc Teule étant mort, le 20 mai 1716, M. Maleterre achète à sa veuve, héritière universelle, l'office héréditaire de changeur de monnaies, moyennant la somme de douze mille livres. — Le droit de marc d'or, prélevé pour les mutations de charges, était prélevé aussi pour les actes sur lesquels devait être apposé le sceau de la chancellerie. Recouvré par un trésorier spécial, il produisait, en 1785, près de deux millions de livres, pages 8 à 11.

Le canal des deux mers, le canal de la Robine et le canal de jonction. Lutte de la ville de Narbonne avec Béziers, Agde, Cette et les propriétaires du canal des deux mers. Opposition violente de ces trois villes et des propriétaires du canal, qui craignaient de voir le mouvement commercial changer de voie pour se porter sur **La Nouvelle** et sur Narbonne. — Après la décision désastreuse qui avait privé Narbonne du passage du grand canal, il fallut un siècle de réclamations et d'efforts pour obtenir une réparation partielle. La justice, on peut le dire à la louange de notre temps, est aujourd'hui plus prompte et plus sûre. Le chemin de fer de Narbonne en est une preuve éclatante. Dans cette question, comme dans celle du canal, on avait voulu éviter la ville. Il a suffi que les réclamations des habitants fussent justes, pour que l'ardeur d'une compagnie, sa puissance financière et son crédit politique fussent mis en défaut. Si Narbonne se fût trouvée en présence des lenteurs qui caractérisèrent tous les actes des pouvoirs publics dans la question du canal de jonction, l'affaire du chemin de fer, qui a été résolue de nos

jours en quelques mois, aurait eu une période de cent
années à traverser, pages 12 à 18.

Les prises d'eau de la rivière d'Aude. Droits de la ville de
Narbonne dans cette question. Documents importants
pour l'histoire de la ville et la constatation de ses droits,
pages 18 à 26.

Réfutation d'un mémoire de M. Carvallo, ingénieur en
chef, qui voulait faire passer le chemin de fer de Bordeaux à Cette à six kilomètres de la ville de Narbonne.
Rejet de son projet. Adoption du tracé direct, de Villedaigne à Narbonne par Montredon, pages 26 à 48.

Chemins de fer de Bordeaux à Cette et de Narbonne à Perpignan. États divers et cahiers concernant les premiers
ouvriers traités à l'hôpital. Indication de l'époque où
les travaux furent entrepris dans l'arrondissement.
Lutte ardente contre les ingénieurs de la compagnie,
qui voulaient faire passer le chemin de fer à six kilomètres de la ville. Rejet de leur tracé. Victoire de
Narbonne. — La Providence a voulu que le terrain de
Montredon, qui avait été l'objet d'une lutte si vive dans
la discussion des tracés, ait été celui où ont été effectués
les premiers travaux, comme pour mieux faire éclater
à tous les yeux la victoire de Narbonne, la justice du
Ministre et le triomphe de la vérité, pages 48 à 51.

Fondations faites par François Fouquet, le cardinal de
Bonzy et Louis de Vervins, archevêques de Narbonne.
Impression douloureuse éprouvée par François Fouquet, lorsqu'il apprit la mort de saint Vincent, pages
51 à 55.

Dons divers faits, au nom du roi, à l'hôpital Saint-Paul,
par le cardinal de Bonzy, et à la Charité de Narbonne
par M. de Bernage, intendant de la province. Ces dons
avaient pour but: 1° d'indemniser l'hôpital des bons
soins donnés aux soldats, malades ou blessés, venant
du Roussillon, pendant la campagne de 1674, 2° d'in-

ration des dames de la Miséricorde, qui administraient les biens des pauvres honteux. — Dans la réunion des dames de la Miséricorde, il faut voir une suite de la *Confrérie de la Charité*, anciennement établie à Narbonne, et sous la protection de laquelle François Fouquet, archevêque, plaçait, il y a deux siècles, les trois filles de la Charité qu'il établissait dans le diocèse. — Des dames pour administrer, et des sœurs pour secourir les pauvres, telle fut donc l'œuvre de la Miséricorde, à son origine. Une grande part du mérite de cette œuvre appartient, comme on le voit, à François Fouquet, dont le nom a le privilège de pouvoir être glorifié à la fois dans les hôpitaux et à la Miséricorde, pages 121 à 125.

Autorisation donnée, en 1613, par Louis de Vervins, archevêque de Narbonne, aux Pénitents blancs, dont la chapelle était située à côté de l'hôpital Saint-Paul, de faire porter, chaque année, le saint sacrement par un prêtre, sous un dais. C'est l'origine de la procession annuelle de la Fête-Dieu, à laquelle les consuls de la ville assistaient toujours, pages 125 et 126.

Les Pénitents blancs décident, en 1618, de faire une chapelle plus grande, qui serait construite en partie sur le fonds de l'hôpital. Ils font à cet égard, avec les consuls de la ville, *administrateurs des hôpitaux*, une transaction, dans laquelle les autorisations nécessaires leur sont données. Les consuls consentent à la construction projetée, sous diverses conditions, au nombre desquelles se trouvent les deux suivantes : 1° les Pénitents blancs feront bâtir une chapelle pour les pauvres de l'hôpital, à l'endroit où était le four ; 2° le saint sacrement sera exposé, chaque année, par les Pénitents blancs, depuis le dimanche des Rameaux, jusqu'au dimanche de *Quasimodo*, et les aumônes versées dans le bassin, pendant ce temps, seront données à l'hôpital, pages 127 et 128.

Visite de la chapelle des Pénitents blancs, le 4 avril 1637, par Claude de Rebé, archevêque de Narbonne. Renseignements divers, desquels il résulte que la chapelle fut construite en 1620. Prix de la porte en marbre construite en 1588, page 129.

Mention d'une bulle du pape Innocent X accordant, en 1650, une indulgence plénière aux personnes qui visiteront la chapelle des Pénitents blancs, le jour de la fête de la Circoncision, page 129 et 130.

Démolition de la voûte du chœur de la chapelle des Pénitents blancs qui menace ruine, et son remplacement, en 1657, par un *plafond ou lambris*. — Une autre voûte, construite en 1723, a été remplacée par la voûte actuelle, en 1860, après une durée de 137 ans, pages 130 et 131.

Visite de la chapelle des Pénitents blancs, en 1660, par François Fouquet, archevêque de Narbonne, ayant pour l'accompagner Messire Antoine Léonnard, premier consul de la ville et prieur des Pénitents blancs, page 131.

Embellissements divers exécutés, depuis l'année 1738, dans l'ancienne chapelle des Pénitents blancs, aujourd'hui chapelle de l'Hôtel-Dieu : 1º construction d'une balustrade en marbre devant le sanctuaire, et pavage en marbre de tout le sanctuaire, en 1738 ; 2º construction d'une tribune avec corniche en pierre au fond de l'église, en 1749 ; 3º construction d'un autel en marbre, de 1752 à 1753 ; 4º pose, des deux côtés de l'église, d'une corniche en pierre et de piliers avec incrustations de marbre, en 1778 et 1779, pour mettre toutes les parties de l'église en harmonie avec la grande tribune du fond ; 5º pose de balustrades en fer aux tribunes latérales, en 1782 ; 6º construction d'un nouvel autel en marbre, dans le sanctuaire, en 1788 (celui qui existe aujourd'hui ; 7º composition de divers tableaux, à dater de 1782, par M. Gamelin, directeur de l'académie de peinture de Montpellier, pour orner les parties laissées vides entre les piliers nouvellement construits. Les tableaux furent faits de 1782 à 1785, et leur payement eut lieu de 1782 à 1790. — Noms des prieurs des Pénitents blancs, sous lesquels eurent lieu les embellissements de la chapelle et le payement des tableaux, pages 132 à 135.

9 782019 181437